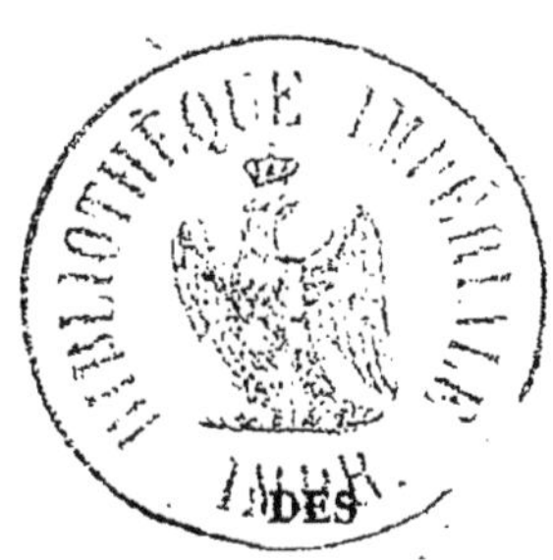

DES

HÉMORROÏDES

ET

DE LA CHUTE DU RECTUM.

On trouve chez le même libraire.

LEPELLETIER (de la Sarthe.) Physiologie médicale et philosophique. Paris, 1831, 1833, 4 vol. in-8°, avec 12 planches lithographiques, et des tableaux synoptiques. 28 fr.

Cet ouvrage, dont tous les journaux de médecine ont fait un grand éloge, renferme l'exposition naturelle des lois de l'organisme vivant considéré dans les êtres animés en général, et dans l'homme en particulier; l'histoire approfondie de toutes les fonctions : 1° *vitales*, innervation, circulation, respiration; 2° *nutritives*, digestion, absorption générale, nutrition, où se trouvent exposées d'une manière complète la calorification et l'application raisonnée du froid dans le traitement des maladies, les sécrétions; 3° *de relation*, fonctions d'impression, ou sensations de combinaisons intellectuelles, d'expression, 4° *génitales*, excitation, copulation, fécondation, gestation, accouchement, lactation, avec la théorie des monstruosités, applications positives de tous les principes émis, dans cette histoire, à la pathologie, à l'hygiène, à la médecine légale, à la philosophie; l'examen des systèmes de Gall et Lavater, l'étude naturelle des tempéramens, des passions, des caractères et de la physiognomonie, réduite à ses véritables principes; l'histoire complète de la vie, de la mort, de la putréfaction, avec quelques aperçus généraux sur la théorie des races humaines.

LEPELLETIER (de la Sarthe.) Traité complet sur la maladie scrofuleuse et les différentes variétés qu'elle peut offrir; ouvrage renfermant toutes les opinions des auteurs sur cette affection, sa théorie naturelle, ses causes, ses symptômes et ses complications; les principes généraux de l'éducation la plus propre à garantir les enfans de cette fâcheuse maladie; enfin l'exposition de tous les moyens conseillés dans cette circonstance; le traitement curatif de la diathèse écrouelleuse simple, celui de cette même diathèse compliquée d'une irritation ou d'une inflammation locale. Paris, 1830, in-8° br. 7 fr.

BLANDIN (Ph. Fred.) Parallèle entre la taille et la lithotritie. Paris, 1834, in-8° br. 3 fr. 50 c.

LISFRANC. Des diverses méthodes et des différens procédés pour l'oblitération des artères dans le traitement des anévrismes; de leurs avantages et de leurs inconvéniens respectifs. Paris, 1834, in-8° br. 3 fr. 50 c.

JOBERT (DE LAMBALLE). Traité théorique et pratique des maladies chirurgicales du canal intestinal. Ouvrage couronné en 1829 par l'Institut royal de France. Paris, 1829, 2 vol. in-8° br. 12 fr.

Voici le plan de son ouvrage :

Premier volume. Anatomie succincte du canal intestinal; vices de conformation congéniaux; lésions physiques; lésions vitales; productions accidentelles; déplacement des intestins.

Deuxième volume. Etranglement par engouement; étranglement spasmodique; gangrène intestinale à la suite de l'étranglement; anus contre nature; fistules stercorales; hernies épiploïques; hernies en particulier; arcade crurale; anneau ombilical; ligne blanche; hernies diaphragmatiques; trou ovalaire; anneau sciatique; hernies périnéales; hernies valvaires; hernies vaginales.

JOBERT (DE LAMBALLE). Plaies d'armes à feu; Mémoire sur la cautérisation, et description du speculum à bascule. Paris, 1833, 1 vol. in-8° avec 2 figures. 7 fr. 50 c.

DUPARQUE. Traité théorique et pratique sur les altérations simples et cancéreuses de la matrice, ouvrage couronné par la société de médecine de Bordeaux. Paris, 1834, 1 vol. in-8°. 6 fr. 50 c.

DUPUYTREN. Leçons orales de clinique chirurgicale, faites à l'Hôtel-Dieu de Paris, recueillies et publiées par une société de médecins. Paris, 1832-1834, 5 vol. in-8°. 34 fr.

CHOMEL. Leçons de clinique médicale, faites à l'Hôtel-Dieu de Paris, recueillies et publiées sous ses yeux, par J.-L. GENEST, doct-méd., ancien chef de clinique médicale de l'Hôtel-Dieu de Paris, 1834, 1 vol. in-8°. 7 fr.

DES

HÉMORROÏDES

ET

DE LA CHUTE DU RECTUM,

Par ALM. LEPELLETIER, de la Sarthe,

Professeur de physiologie et de pathologie,
Membre de l'Académie royale de Médecine, ex-chirurgien en chef à l'hôpital du Mans.

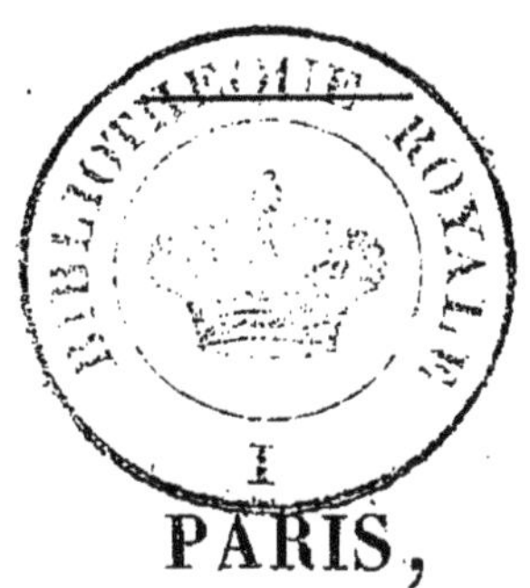

PARIS,

GERMER-BAILLIÈRE, LIBRAIRE,
Rue de l'École-de-Médecine, n. 13 *bis*.

A LONDRES, J.-B. BAILLIÈRE, 219, Régent street;

EN BELGIQUE chez tous les libraires.

1834.

IMPRIMERIE DE FELIX LOCQUIN,
Rue N.-D.-des-Victoires, n° 16.

DES
HEMORROÏDES
ET DE
LA CHUTE DU RECTUM.

Les hémorroïdes et la chute du rectum sont deux altérations qui, sans doute, peuvent se manifester isolément avec tous leurs caractères essentiels, mais dont la coïndence et dont les rapports de cause à effet se rencontrent si fréquemment, qu'il devient en quelque sorte naturel de les étudier en même temps sous le point de vue de l'étiologie, du diagnostic et de la thérapeutique chirurgical. Tels sont les motifs du rapprochement que nous croyons devoir faire entre ces deux maladies.

Pour établir solidement les considérations théoriques et pratiques dont nous devons nous occuper, nous rappellerons en quelques mots les dispositions anatomiques du rectum; nous passerons ensuite à l'histoire des hémorroïdes et de la chute de cet intestin.

DISPOSITIONS ANATOMIQUES DU RECTUM.

Le rectum, ainsi nommé d'après sa direction droite comparée aux flexuosités des autres parties du tube digestif, termine l'extrémité anale de ce conduit, et faisant immédiatement suite à l'S iliaque du colon, commence à la partie inférieure et latérale gauche du corps de la cinquième vertèbre lombaire, et finit à l'anus. Il se dirige de haut en bas et de gauche à droite, depuis son origine jusqu'à sa pénétration dans l'ouverture de l'aponévrose supérieure du périnée, répond dans le premier trajet qui mesure ses trois quarts supérieurs à la face antérieure du sacrum, dont il suit à peu près la courbure à convexité postérieure; de ce point à sa terminaison, dans son quart inférieur par conséquent, il est placé sur la ligne médiane, au devant du coccyx, et décrit une légère courbe à convexité antérieure, opposée à la première, de telle sorte que dans sa totalité nous le voyons assez bien figurer une S romaine un peu tronquée vers ses deux extrémités. Dans toute sa portion pelvienne; il est recouvert par le péritoine et s'en trouve dépourvu dans sa partie périnéale. Celle-ci présente un renflement bulbeux, dont la capacité peut acquérir un grand développement chez les vieillards et chez les sujets habituellement constipés; M. Marjolin dit qu'on l'a vu, dans certains cas, remplissant ainsi toute l'excavation pelvienne. On conçoit déjà l'influence de cette forme dans la production des hémorroïdes et de la chute du rectum en raison des compressions que les matières exerceront sur les vaisseaux de cet intestin et des efforts que devront faire les malades pour expulser un *tampon stercoral*, plus ou moins résistant, et dont le volume se trouvera si considérablement disproportionné au calibre de l'ouverture anale. Les trois quarts supérieurs de cet intestin sont à peu près cylindriques et souvent fixés au sacrum dans une étendue variable, par un repli du péritoine connu sous le nom de méso-rectum. L'extrémité supérieure de cet intestin se continue avec l'S iliaque du colon; son extrémité inférieure est terminée par un orifice étroit, arrondi, à parois froncées longitudinalement, et pourvu d'un sphincter volontaire.

Les rapports antérieurs du rectum varient dans les deux sexes : chez l'homme il répond, de haut en bas, à la partie la plus déclive de la vessie, aux vésicules séminales, aux conduits déférens, à la prostate, à la portion membraneuse de l'urètre; chez la femme, à l'utérus, à la partie supérieure et postérieure du vagin. Sur les côtés, pour les deux sexes, il est entouré, dans sa portion périnéale, par du tissu cellulaire et adipeux très abondant.

Pour toute sa partie extra-périnéale, l'intestin grêle, l'épiploon, peuvent, en raison de leur mobilité, s'interposer entre les parties contiguës et faire varier ces rapports.

Dans sa portion périnéale, il traverse l'aponévrose supérieure, *fascia pelvia*, le muscle releveur de l'anus, le sphincter, l'aponévrose moyenne, et passe derrière l'aponévrose inférieure.

Dans son organisation, le rectum présente, en procédant de l'extérieur à l'intérieur, 1° la tunique séreuse, qui n'appartient point à sa portion périnéale, et qui ne revêt qu'incomplètement sa partie pelvienne, disposition importante à connaître pour l'isolement de l'extrémité inférieure du rectum, dans les excisions qu'elle peut exiger; 2° la membrane musculeuse formée de fibres circulaires et longitudinales : celles-ci diminuent sensiblement vers l'anus, les premières augmentent, se rapprochent et deviennent rouges sous le nom de *sphincter interne*; 3° une couche de tissu cellulaire plus épaisse, mais surtout plus lâche que dans les autres parties du tube digestif : circonstance qui favorise beaucoup les déplacemens de la membrane interne; 4° la tunique muqueuse, lisse dans sa partie supérieure, offrant inférieurement des plis longitudinaux, rayonnés, des enfoncemens ou *lacunes* dans lesquels se logent facilement les petits corps étrangers après avoir parcouru sans accidens tout le canal intestinal, pour donner ici naissance à des fistules stercorales. Des follicules mucipares abondans, et près du point où la muqueuse va se continuer avec la peau un cercle de cryptes sécrétant une matière dont l'odeur est très forte. Cette portion de la muqueuse du rectum est rouge et vasculeuse.

Les nerfs de cet intestin sont fournis par les ganglions et les nerfs sacrés. Les vaisseaux lymphatiques y sont assez abondans. Les artères nombreuses qui s'y distribuent sous le titre commun *d'artères hémorroïdales*, sont : la *supérieure*, fournie par la mésentérique inférieure; la *moyenne*, par l'hypogastrique ; *l'inférieure*, par la honteuse interne. Ces artères, avant de pénétrer dans la muqueuse du rectum, l'environnent comme d'un réseau par leurs anastomoses fréquentes et par leurs innombrables rameaux. Leurs terminaisons communiquent librement avec l'origine des veines, comme Béclard s'en est assuré en faisant passer les injections avec une égale facilité des premières dans les secondes et des secondes dans les premières. Ces veines doivent surtout fixer notre attention relativement à l'objet qui nous occupe.

Les veines du rectum forment à leur naissance entre la muqueuse et la musculeuse, un plexus inextricable que l'on nomme hémorroïdal. Il circonscrit surtout l'ouverture anale en zone irrégulière et souvent bosselée. Plusieurs veines concourent à sa formation : 1° des branches de l'iliaque interne pouvant, d'après la remarque de Kirby, se ramifier autour des hémorroïdes externes ; 2° des divisions de la mésentérique inférieure ou petite mésaraïque entourant, d'après le même auteur, plus spécialement les hémorroïdes internes, M. Ribes, en insufflant cette veine, a rendu le pourtour de l'anus emphysémateux, une injection noire poussée dans ce vaisseau s'est infiltrée dans le tissu cellulaire de cette partie.

Ces branches de la petite mésaraïque sont les plus importantes à considérer sous le point de vue des hémorroïdes. En effet, partie constituante du système de la veine porte, ces vaisseaux naturellement flexueux, marchent vers leur tronc commun, sans offrir aucune valvule. Ce dernier va constituer avec la veine splénique et la mésentérique supérieure ou grande mésaraïque, le tronc de la veine porte abdominale et bientôt celui de la veine porte hépatique, dont les divisions se répandent exclusivement dans le foie. Dès-lors, si nous suivons ces veines, de leur origine au rectum, à leur terminaison au foie, si nous considérons le plexus qu'elles forment au-dessous du sphincter, les étranglemens auxquels doit les exposer la contraction de cet anneau musculeux, leur défaut de valvules, leur position déclive dans la station bipède, les compressions exercées sur elles par les amas stercoraux dans les dernières portions de l'intestin, et pour les troncs de leur système, dans le foie lui-même sous l'influence des altérations pathologiques nombreuses dont ce viscère peut être affecté, enfin, les rapports circulatoires qu'elles offrent avec la rate, les épiploons, les mésentères, etc., nous comprendrons la filiation des causes qui peuvent occasionner les varices du rectum, et nous pressentirons déjà l'influence que le flux hémorroïdal doit exercer sur l'état d'hypérémie des principaux viscères abdominaux surtout, et la prédisposition que cette hypérémie présente au flux hémorroïdal. Ce que nous disons des veines, pourrait sous d'autres rapports s'appliquer encore aux artères pour les flux sanguins dépendant plutôt de l'impulsion du sang rouge que d'une stase, d'un engorgement du sang noir; distinction importante sur laquelle nous ne manquerons pas d'insister dans l'histoire de la maladie qui doit maintenant fixer notre attention.

HÉMORROIDES.

En médecine comme dans toutes les sciences, le défaut de précision des mots amène souvent la confusion des choses; nous en trouvons la preuve malheureusement trop positive dans l'histoire de la maladie que nous étudions, puisque les auteurs qui l'ont tracée nous semblent bien souvent plus occupés de prouver la réalité du système qu'ils ont admis, que d'arriver aux caractères essentiels, à la véritable thérapeutique de ces altérations, comme nous avons pu nous en convaincre en compulsant les innombrables écrits auxquels ces discussions ont donné naissance.

Hémorroïde, αιμα, sang, ρεω, je coule, synonyme d'hémorrhagie, dans son acception rigoureuse, ne signifie littéralement rien autre chose qu'un écoulement sanguin dont le siége même n'est pas déterminé. Aussi, beaucoup d'auteurs ont-ils décrit sous ce titre, des maladies complétement étrangères à celles du rectum. Aristote, *de partibus animalium, lib.* 2, parle des hémorroïdes de la bouche; Celse, Moschillon, Aëtius, Paul d'Egine, Cœlius Aurelianus, des hémorroïdes de l'utérus, de la vessie; Trnka fait de même une histoire spéciale de ces dernières; Alberti, *de hemorroïdum insolitis viis*, Halæ, 1722, décrit les hémorroïdes de la bouche et du palais; Avicenne, Valétius, Marc-Aurèle, Séverin, etc., celles des narines, etc. Toutes ces altérations, qui le plus souvent n'étaient que des épistaxis, des stomatorhagies, des pertes utérines, des cystorhagies, des polypes, etc., ne doivent point être comprises au nombre des hémorroïdes. Les praticiens s'accordent aujourd'hui pour n'admettre sous cette dénomination conventionnelle, que certaines maladies du rectum; nous verrons que d'accord sur le siége, les auteurs ne le sont pas sur la nature essentielle de ces altérations.

Nature des Hémorroïdes.

Deux circonstances principales et palpables dominent tous les caractères essentiels des hémorroïdes : 1° l'hémorrhagie, 2° les tumeurs sanguines dont le rectum peut devenir le siége.

1° *Hémorrhagie.* — Parmi les auteurs, quelques uns en confondant le flux hémorroïdal proprement dit avec l'entérorhagie, soit perspiratoire, soit ulcéreuse, ont considéré les tumeurs hémorroïdales comme des conséquences ou comme de simples accessoires de la maladie principale, en prenant à la lettre le sens du terme hémorroïde. Ainsi, Galien ne trouve qu'une simple nuance entre l'hémorrhagie qui, d'après lui, présente une effusion abondante de sang, et l'hémorroïde, un suintement lent et modéré. De Montègre, *Traité des hémorroïdes*, 2e édition, page 8, tranche nettement la question. « Les hémorroïdes ne sont autre « chose qu'une fluxion sanguine : on reconnaît sur « le champ la similitude qui se trouve entre cette « fluxion et celle qui chez les femmes se fixe sur la « matrice. » Pour lui, les tumeurs et les autres caractères ne sont que des phénomènes accessoires. Il est évident qu'il confond l'entérorhagie surtout hypérémique avec les hémorroïdes proprement dites.

Sentant les difficultés de cette position, Stahl, Hoffmann, pour éviter l'équivoque, proposent de nommer *flux hémorroïdal* tout écoulement sanguin dépendant d'affections hémorroïdales ; *hémorroïdes*, les tumeurs qu'ils envisagent comme des dilatations veineuses. Ces distinctions arbitraires sont loin de préciser la question.

La plupart des auteurs de cette première catégorie désignent la maladie qui nous occupe sous le titre de *hemorroides sinè tumore*, du moins pour la première période.

La grande majorité des pathologistes considèrent au contraire les tumeurs hémorroïdales comme phénomène essentiel et fondamental de l'altération, l'écoulement sanguin comme effet et comme circonstance accessoire. Tel nous paraît être le véritable point de vue sous lequel nous devons dès-lors considérer les hémorroïdes, mais combien de dissidences d'opinion, et combien d'incertitudes n'avons-nous pas encore à dissiper.

2° *Tumeurs hémorroïdales*. — Parmi les auteurs, quelques-uns ont décrit, sous le titre d'hémorroïdes, plusieurs tumeurs non sanguines ; la plupart ont rejeté de ce cadre toutes celles qui n'offraient pas l'hypérémie pour caractère fondamental.

Tumeurs hémorroïdales non sanguines. — Truka décrit des hémorroïdes séreuses et muqueuses. D'autres pathologistes en ont signalé d'analogues sous le titre d'hémorroïdes blanches, souvent accompagnées de catarrhe, et déterminant assez fréquemment le squirrhe du rectum. M. Jobert, *Traité des maladies chirurgicales du canal intestinal*, s'exprime ainsi, page 150 : « Dans quelques cas, « au lieu de sang, les extrémités capillaires ne « peuvent-elles pas exhaler un fluide plus ou « moins abondant qui ne paraîtrait être que le « sérum du sang, et qui remplacerait fort bien

« les écoulemens sanguins. Ceci paraîtrait recevoir encore un nouveau poids par l'examen de quelques hydropisies qui ne paraissent avoir d'autre source qu'une exhalation séreuse. » Nous avons observé nous même, à la marge de l'anus, et chez plusieurs sujets adultes surtout dartreux, cacochymes et scrophuleux, des boutons blancs, durs au toucher, recouverts tantôt par la peau, tantôt par la muqueuse du rectum, siégeant dans le tissu cellulaire, offrant un volume variable depuis celui d'un grain de chenevis, jusqu'aux dimensions d'une petite noisette, occasionnant un flux muqueux, des démangeaisons insupportables, quelquefois même l'insomnie, l'altération générale de la santé, l'amaigrissement, etc. Nous avons le plus souvent détruit ces symptômes locaux et généraux par les pommades composées d'onguent populéum, d'extrait aqueux thébaïque, et quelquefois même effectué la disparition de ces tumeurs par les onctions avec le calomel et l'extrait de noix de galle unis à la crême de limaçon. Mais devons-nous assimiler ces tumeurs aux hémorroïdes proprement dites, nous ne le pensons pas. D'après la signification du mot hémorroïde, d'après l'opinion du plus grand nombre des praticiens, nous comprendrons exclusivement sous ce titre les tumeurs sanguines du rectum dont il nous reste à préciser les caractères, en évitant de les confondre avec les rhagades, les poireaux, les fics, les crêtes, les condylômes, etc., qui se rattachent le plus souvent à des causes spéciales, et notamment au virus vénérien. C'est probablement pour n'avoir pas fait cette distinction que Jean-Louis Petit range la syphilis au nombre des causes qui peuvent produire les hémorroïdes, et qu'il dit avoir guéri plusieurs de ces tumeurs par l'onguent mercuriel, bien qu'il ne soit pas impossible que ce médicament résolutif eût amené la disparition de quelques hémorroïdes flétries, et depuis long-temps sans turgescence périodique et sans hémorrhagie.

Tumeurs hémorroïdales sanguines. — C'est dans cette catégorie que nous devons trouver les hémorroïdes proprement dites, celles qui seules méritent ce titre ; mais lorsque nous cherchons à préciser la nature de ces tumeurs, nous rencontrons encore des dissidences fondamentales entre les pathologistes, que nous pouvons, sous ce rapport, classer dans quatre séries principales, suivant qu'ils envisagent ces mêmes tumeurs comme : 1° des productions érectiles nouvelles ; 2° des kystes sanguins du tissu cellulaire ; 3° des dilatations capillaires ; 4° enfin, des varices des veines hémorroïdales.

1° *Productions érectiles nouvelles.* — Abernethy, *Surgical works*, t. 2 p. 234, regarde les hémorroïdes comme des tumeurs formées par du sang épanché qui se transforme quelquefois en tissu nouveau érectile.

Béclard, Laennec, Delpech, etc., les envisagent

comme des tumeurs érectiles, formées par un amas d'artérioles et de veinules soutenues au milieu d'un canevas fibreux.

2° *Kystes sanguins du tissu cellulaire.* — Richter, *anfangsgr der Wandarzn*, t. 6, p. 395, pense que les hémorroïdes sont le plus souvent produites par l'épanchement du sang sous la membrane interne du rectum qui forme la paroi du kyste, qu'elles prennent ainsi le volume d'une noisette à celui d'une pomme, donnent, par l'incision, du sang en petite quantité, le kyste, se trouvant même quelquefois entièrement vide, et paraissant formé d'une simple membrane. Du reste, l'auteur n'est pas exclusif, il admet aussi les hémorroïdes variqueuses, mais comme les moins ordinaires.

M. Récamier voit dans les hémorroïdes véritables des kystes érectiles, uni ou multiloculaires, différant du fongus hématode, et surtout de la dilatation des veines hémorroïdales qu'il regarde comme de simples varices, complètement étrangères à la maladie que nous étudions. Pour cet habile observateur, les hémorroïdes se lient directement aux affections goutteuses dans leur étiologie constitutionnelle.

Cullen dit précisément, *Médecine pratique* : « Les « tubercules hémorroïdaux sont formés par un « épanchement de sang dans le tissu cellulaire « de l'intestin rectum, près de son extrémité. »

M. de Larroque, *Traité des hémorroïdes*, p. 69,

s'exprime ainsi : « Les tumeurs hémorroïdales sont « formées par du tissu cellulaire et des kystes sou- « vent nombreux et de grandeur variée, quelque- « fois solitaires. Dans ce dernier cas, j'ai remar- « qué que leur surface interne est constamment « lisse et blanchâtre lorsqu'ils sont vides, et lé- « gèrement rougeâtre, quand ils contiennent du « sang. Ces poches solitaires occupent ordinaire- « ment le centre de la tumeur ; quelquefois ce- « pendant elles sont très-près de la peau ou de « la muqueuse ; dans presque tous les cas elles se « trouvent séparées de ces deux membranes par « un tissu cellulaire serré. »

M. Ribes, *Revue Médicale*, tome I, 1820, interprète ainsi la marche des phénomènes : distension des veines hémorroïdales par le sang, *varices* ; extravasation du sang ainsi accumulé dans le tissu cellulaire sous-muqueux ou sous-cutané de l'extrémité inférieure du rectum ; formation des *hémorroïdes*.

Chaussier regarde les hémorroïdes comme des tumeurs molles qui surviennent à la marge de l'anus et dont les parois forment des kystes remplis d'un sang noir et visqueux. Ayant injecté les artères qui se rendent au rectum, il a vu le liquide produire la distension des hémorroïdes qu'il considère à leur début comme de petites ecchymoses. Boyer admet aussi l'idée des kystes et rejette celle des varices.

3° *Dilatations capillaires.* — Kirby, *On certen severe*

forn of hemorroïdal excrescens, p. 40, n'a pas vu une seule fois la dilatation variqueuse dans les hémorroïdes ; ces tumeurs lui semblent formées par des prolongemens du tissu cellulaire plus dur que dans l'état normal, entourés par des branches de la veine iliaque interne, pour les hémorroïdes externes, et des hémorroïdales pour les internes. Les stahliens ont également admis que les unes reçoivent le sang de la veine porte, et les autres des veines hypogastriques.

Duncan paraît avoir adopté cette manière de voir, et Morgagni lui-même n'est pas éloigné de soupçonner la dilatation des petits vaisseaux artériels dans les tumeurs hémorroïdales.

Sauvage désigna par le terme de marisques, *marisca*, figue sauvage, surtout celles de ces tumeurs qui ne fournissent pas de sang, bien qu'elles soient assujéties à des mouvemens fluxionnaires.

4° *Varices des veines du rectum.* — Cette opinion est celle que les pathologistes ont le plus généralement professée ; mais, nous devons le dire, leurs idées avaient besoin du complément que viennent de leur donner les travaux de M. Briquet, sur la phlébectasie, et de Danse, de MM. Breschet, Cruveilhier, etc., sur la phlébite en général.

Hippocrate, parlant des hémorroïdes, les envisage diversement suivant ses commentateurs. Ainsi, d'après Foës, il entend par hémorroïdes les tumeurs de cette nature, et d'après Chartier, le flux hémorroïdal proprement dit. Quant à son opinion sur la nature de ces tumeurs, il semble ainsi l'exprimer, *de alimento liber : « Excretiones per ora venarum quæ » sunt ano hemorroides vocant. »*.

Samuël Cooper, *Dictionnaire de Chirurgie pratique*, tome I, page 588, pense que l'on doit au moins quelquefois envisager les hémorroïdes comme des dilatations veineuses, et cherche à le prouver par les faits suivans. Un malade, observé par M. de Latour, offrant plusieurs de ces tumeurs d'un grand volume, éprouve un jet de sang à chacune des contractions du sphincter. Montègre a vu deux cas où le sang coulait de ces tumeurs par un jet continu. M. Richerand cite le fait d'un marchand dont les hémorroïdes projetaient le sang à distance, comme dans la phlébotomie ; enfin, Petit saignait ces tumeurs comme on le fait pour les autres veines.

Hildebrandt, *Opuscule sur les hémorroïdes fermées*, regarde ces dernières comme des tumeurs variqueuses. Stahlé, Alberti, Vésale, Jean-Louis Petit, Boërhaave, M Dupuytren, etc., partagent cet avis.

Lassus définit ainsi les hémorroïdes : « Tu- » meurs molles, bleuâtres, livides, détachées les » unes des autres comme des grains de raisin » situées à la marge de l'anus, ou dans l'intérieur » du rectum, et formées par la dilatation vari- » queuse des veines de cette partie. »

Hodgson, *Traité des maladies des artères et des veines*, traduction de M. Breschet, tome II, p. 520,

s'exprime ainsi : « On donne le nom d'hémor-
» roïdes à diverses sortes de tumeurs que l'on
» rencontre à la partie inférieure du rectum et à
» la marge de l'anus ; quelquefois ces tumeurs
» consistent en une dilatation des branches des
» veines hémorroïdales. »

M. Andral, *Dictionnaire de Médecine*, tome XVIII, page 231, adopte cette idée, mais non point d'une manière exclusive. « Au nombre des tumeurs hé-
» morroïdales, les unes ne consistent qu'en une
» simple dilatation d'une portion des veines dont
» les parois dans le point dilaté, sont ou amincies
» ou épaissies. » Il reconnaît comme autre variété les dispositions érectiles et celluleuses enkystées.

Pour détruire la réalité des rapprochemens que ces auteurs et beaucoup d'autres ont faits des hémorroïdes et des varices, plusieurs écrivains ont objecté que les dernières, au moins dans les autres localités, ne fluaient point ainsi périodiquement. Une observation très-curieuse de Franck, au milieu de plusieurs que nous pourrions encore citer, nous semble répondre assez positivement à cette objection. « Une jeune fille de Spire, mélanco-
» lique, mal menstruée depuis deux ans, vit des
» varices naître et s'ouvrir aux cuisses, aux jambes,
» elles fluèrent périodiquement, et la malade
» guérit. »

M. Briquet rapporte un second fait plus curieux encore : une fille, âgée de 53 ans, habitant la Salpétrière, porte des varices à la jambe gauche;

elles ont paru à 15 ans, lors de la première invasion des règles, qui ne se sont plus reproduites. Dès ce moment, à toutes les époques menstruelles il s'est établi chaque fois, dans des points différens ; sur les trajets variqueux, des vésicules bleuâtres, dont la rupture a donné du sang pendant quatre à cinq jours, quelquefois même, très-abondamment. La fin de chacun de ces écoulemens périodiques étant annoncée par un suintement roussâtre, puis séreux, comme dans les menstrues utérines. Cette hémorrhagie se terminait par cicatrisation des vésicules indiquées. Ce phénomène remarquable, et qui n'a pas besoin de commentaire, s'est ainsi reproduit pendant six années consécutives.

Au milieu de tant d'opinions, en apparence contradictoires, la vérité ne peut être obtenue qu'en procédant par degrés dans cette investigation difficile, en suivant la nature pas à pas dans les lésions diversifiées que cette altération complexe est presque toujours en mesure de présenter. Il suffit, en effet, d'opposer les opinions des pathologistes exclusifs à leurs propres opinions, pour voir la peine qu'ils ont éprouvée à se maintenir dans leurs systèmes, et les inconvéniens graves que nous ne manquerions pas de rencontrer si nous cherchions à suivre leur exemple. Ainsi, Abernethy, Kirby, etc., disent qu'ils ont vu les hémorroïdes se compliquer de varices du rectum. M. Jobert, *loco citato*, page 131, s'exprime

ainsi : « Dans les cas nombreux où j'ai disséqué
» les hémorroïdes, je n'ai jamais rencontré le
» tissu vasculaire nouveau ; dans un seul cas j'ai
» cru trouver du tissu érectile dans la structure
» même de la muqueuse chez un malade. M. Ri-
» cherand a fait la ligature d'un grand nombre
» de petites tumeurs très-vasculaires, qui occu-
» paient la superficie de la membrane muqueuse
» et son ouverture anale; au plus léger attouche-
» ment, ils fournissaient beaucoup de sang. Ces
» granulations nous ont paru de nature érectile;
» elles sont bien différentes des hémorroïdes. »

En résumé, nous pensons que ces divers auteurs ont rendu le plus grand service à la science, en décrivant, avec talent, chacune des formes hémorroïdales, mais il nous semble impossible d'être complet, et surtout pratique, dans l'histoire de cette altération, en adoptant exclusivement, l'une ou l'autre de leurs opinions. Nous pensons, au contraire, qu'il est indispensable pour l'étiologie, le diagnostic et le traitement des hémorroïdes, en conservant à ce mot l'acception qu'il doit naturellement présenter, de distinguer, dans cette maladie, plusieurs formes principales dont les causes, les symptômes et le traitement, offrent leurs spécialités nécessaires à bien préciser.

Nous réduirons à deux ces formes essentielles et distinctives, 1° tumeurs érectiles ; 2° tumeurs variqueuses ; en les comprenant sous le titre commun d'hémorroïdes ou tumeurs sanguines, pour ne pas changer la dénomination généralement adoptée. Nous en étudierons successivement 1° les prédispositions ; 2° les causes ; 3° les symptômes, où nous placerons l'anatomie pathologique de ces tumeurs ; 4° la marche ; 5° les complications ; 6° les terminaisons ; 7° les analogies ; 8° le pronostic ; 9° le traitement ; 10° la convalescence.

1° PRÉDISPOSITIONS.

Elles sont relatives 1° à *l'âge*, ainsi la virilité, la vieillesse. Hippocrate pense même qu'on ne les observe qu'après la puberté, Duret, de Haen jamais dans le premier âge. Ces opinions sont exclusives : ainsi, l'un de nos confrères en porte plusieurs depuis l'âge de 7 ans ; Klein, *Act. Phys. med.* vol. 10, obs. 71, dit en avoir observé de bien caractérisées chez un enfant de 4 ans ; M. Vidal cite une observation de varice de la veine ombilicale, même chez le fœtus. 2° Au *sexe*. Cullen pense que les femmes y sont plus sujettes que les hommes ; la plupart des auteurs soutiennent une opinion contraire, Aristote : « Paucis mulieribus hemorroïdes accident. » *Histor. animal* lib. 3, cap. 10. M. Récamier : « Les hémorroïdes » sont très-rares chez les femmes, excepté par » cause locale, ou vers l'âge critique. » On conçoit en effet que les conditions de la grossesse favorisent le développement des tumeurs hémorroïdales, mais que dans l'état de vacuité, le flux périodique de l'utérus doit rendre beaucoup moins fréquent celui qui tendrait à s'effectuer vers le rectum : distinction qui nous semble nécessaire dans l'examen de la prédisposition relative au sexe. Toutefois, Senner cite l'histoire curieuse d'une femme très-sanguine, laquelle éprouvait un flux hémorroïdal entre chaque époque des règles, qui ne s'en trouvaient pas dérangées. 3° Au *tempérament*, pour les tumeurs érectiles, tempérament sanguin, hypérémie capillaire générale, constitution forte, réparation abondante et facile; pour les tumeurs variqueuses, tempérament bilieux, mélancolique, hypérémie abdominale, splénique, hépatique, obésité. 4° Au *climat*. Hildebrandt fait observer qu'elles sont fréquentes dans le nord, en raison du régime; remarque faite par Cullen pour l'Ecosse, par Alberthy pour l'Allemagne, etc., et dans le midi, en raison des dispositions même de l'atmosphère. Ajoutons que les tumeurs érectiles sont plus ordinaires aux premiers pays, et les tumeurs variqueuses aux seconds.

2° CAUSES.

C'est ici particulièrement qu'il importe d'établir la distinction entre les deux formes hémorroïdales dont l'étiologie nous offre des circonstances tout-à-fait spéciales à considérer au milieu des conditions communes auxquelles peut se rattacher le développement de cette altération.

Causes communes. — 1° Toutes les influences générales, capables d'augmenter la masse du sang en proportion supérieure aux dépenses faites par l'organisme, peuvent déterminer la production des hémorroïdes aux deux modes indiqués avec tendance vers l'un ou l'autre, plus spécialement suivant l'âge et le tempérament, le climat, etc. Dans cette première catégorie, nous rangeons une alimentation trop abondante, empruntée particulièrement au règne animal, et se composant de viandes rouges et compactes, la vie sédentaire, surtout lorsqu'elle remplace immédiatement une existence active, agitée, la suppression d'une hémorrhagie périodique, notamment des règles chez la femme, à l'âge de retour, l'interruption sans ménagement des saignées de précaution dont on a contracté l'habitude à plusieurs époques de l'année, etc. 2° Toutes les excitations soutenues vers le rectum, pouvant y produire un état permanent d'hypérémie locale, d'irritation capillaire, ou de phlébite chronique. Nous verrons en effet que les hémorroïdes variqueuses elles-mêmes ne sont pas toujours le résultat exclusif de cause mécanique, et que là comme partout-ailleurs, la phlébectasie reconnaît souvent pour son origine un premier degré d'inflammation. Au nombre des agens morbifiques de cette seconde classe, nous plaçons toutes les irritations mécaniques et chimiques des parois de l'ouverture anale. Sans parler de certaines pratiques illicites et monstrueuses, nous indiquerons surtout les frottemens réitérés et provoqués par les fortes démangeaisons dont cette partie devient souvent le point de départ, la prolongation du séjour sur les latrines, et l'exposition du rectum à l'influence des gaz qui s'en élèvent, l'usage habituel des siéges trop chauds, par la concentration du calorique; des siéges trop froids, par la réaction qu'ils déterminent; l'équitation d'après quelques auteurs : M. Larrey, pense au contraire que les cavaliers, non-seulement ne sont pas plus sujets aux hémorroïdes que les autres soldats, mais que plusieurs fois encore il a vu l'exercice du cheval guérir cette maladie; l'abus des lavemens, des suppositoires, des purgatifs drastiques, et notamment de l'aloës, de la rhubarbe, plus spécialement encore d'après Hildebrandt, Montègre, etc; le séjour et le passage des matières stercorales âcres, irritantes; l'usage excessif des boissons et des alimens chauds, surexcitans, sur-tout du café, comme Hildebrandt le fait observer pour l'Allemagne; des liqueurs alcooliques, faits particulièrement signalés dans les pays du nord, des salaisons, des épices, de la charcuterie, de fromages passés, des viandes fumées, etc., etc. 3° Plusieurs auteurs ont encore fait entrer au nombre des causes communes, l'hérédité. Nous pensons qu'il faut y voir particulièrement la transmission du tempérament, de la constitution qui prédispose aux hémorroïdes, plutôt que celle de cette maladie elle-même; enfin, Stahl cite un cas de contagion; ne s'agissait-il pas ici plutôt de quelques excroissances syphilitiques?

c'est une question difficile à juger dans l'état actuel de nos connaissances.

Causes particulières. Là viennent se ranger les influences qui sans appartenir peut-être d'une manière exclusive à chacune des formes hémorroïdales, se lient toutefois dans le plus grand nombre des cas plus spécialement à la manifestation de l'une ou de l'autre d'entre elles; ainsi : 1° Pour les tumeurs érectiles, toutes les causes qui chez un sujet prédisposé déterminent des réactions circulatoires fortes et fréquentes du centre à la périphérie, notamment les passions violentes : Stockhausen rapporte l'exemple d'un homme de 40 ans enclin à la colère, et chez lequel tous les accès de cette impulsion instinctive produisaient le lendemain une pesanteur à l'hypocondre gauche, des bruissemens vers l'ombilic, et le troisième jour un flux hémorroïdal de cette nature plus ou moins abondant; les veilles prolongées, les surexcitations intellectuelles comme il arrive souvent chez les littérateurs, les poëtes, les musiciens compositeurs, etc.; l'usage ordinaire des vins très-généreux, la course, les exercices gymnastiques, etc. 2° Pour les tumeurs variqueuses, nous trouvons ici comme dans les autres phlébectasies, des modificateurs de trois ordres : *causes favorisant ou produisant la stase du sang noir dans les plexus hémorroïdaux :* situation déclive du rectum dans la station bipède et même assise, absence des valvules dans la petite mésaraïque, et dans les autres divisions du système de la veine porte dont elle fait partie. Il serait en effet difficile d'adopter l'opinion de Paletta, qui, dans les autres divisions du système veineux, semble attribuer la production des varices à la présence des valvules, comme précipitant le cours du sang dans les vaisseaux au-dessous du point dilaté; compressions fréquentes auxquelles se trouvent exposées les divisions terminales de la veine mésentérique inférieure dans le rectum par les sphincters surtout lorsqu'il existe procidence de la muqueuse, par les aponévroses périnéales et le muscle releveur de l'anus dans les grandes ampliations de cette partie de l'intestin; par l'accumulation des fèces et la formation du *tampon stercoral* chez les individus habituellement constipés. Portal a fait la nécropsie d'un sujet chez lequel le rectum remplissait ainsi tout le bassin, les parois de la membrane interne de ce viscère étaient couvertes de veines variqueuses; par les engorgemens de la prostate chez l'homme, et la présence de calculs volumineux dans la vessie; cause bien importante à signaler comme le démontre le fait suivant. L'un de nos confrères est affecté de la pierre; des hémorroïdes se développent consécutivement, et sont traitées sans aucun succès pendant deux ans par tous les moyens appropriés, sauf le seul qui pût détruire cette pierre dont l'existence avait été jusqu'alors ignorée. Tous les accidens étant rapportés à l'affection hémorroïdale; le malade est sondé, le calcul reconnu, broyé; les hémorroïdes guérissent immédiatement sans aucune autre médication (M. Carron Duvillards, note communiquée).

Chez la femme, par la grossesse, l'hypertrophie de l'utérus, les polypes, les moles, les tumeurs fibreuses, les rétentions menstruelles, les hydropisies de la matrice, de l'ovaire, de la trompe, le squirrhe, et toutes les autres altérations de l'organe gestateur qui peuvent en augmenter le volume le poids et la densité. Pour les deux sexes, les vêtemens trop serrés sur le ventre, l'hydropisie ascite, l'obésité de l'abdomen, la plupart des tumeurs de cette cavité siégeant surtout dans les épiploons, les mésentères, les intestins, la rate et le foie plus spécialement encore, comme aboutissans du systéme de la veine-porte; circonstance qui nous explique positivement la coïncidence des hémorroïdes variqueuses avec le tempérament bilieux, l'hypertrophie, l'hypérémie, les engorgemens et toutes les lésions organiques substantielles dont ce viscère peut devenir le siége. Nous y trouvons en même temps la raison du soulagement que le flux hémorroïdal apporte presque toujours à la plupart des maladies que nous venons de signaler. J. L. Petit, à la sagacité duquel ces observations n'ont point échappé, fait remarquer que les obstructions du foie déterminent le développement des hémorroïdes par deux influences principales: 1° en retardant le cours du sang dans la veine-porte abdominale; 2° en favorisant la stase des fèces dans les dernières portions du gros intestin par défaut de bile pour en solliciter l'excrétion.

Causes déterminant la phlébectasie par affaiblissement des parois veineuses avec ou même sans la plupart des influences précédemment indiquées. On s'est habitué trop communément à considérer les varices en général, et les hémorroïdes veineuses en particulier, comme le résultat exclusif d'une simple dilatation, sous les influences mécaniques susceptibles de favoriser la stase du sang noir dans ces vaisseaux. Les travaux de Chaussier, Schwilgué, Clark, Wilson, Dance, de MM. Hodgson, Breschet, Cruveilhier, Andral, Louis, Blandin, Velpeau, etc. sur la phlébite, de MM. Alibert, Briquet, etc., sur la phlébectasie démontrent que dans un certain nombre de cas, l'inflammation veineuse qui peut être l'effet de la dilatation, peut également en devenir la cause en produisant le ramollissement et le défaut de résistance des parois veineuses avec des modifications que nous indiquerons dans les symptômes, et dont le résultat commun est la phlébectasie pour la production de laquelle il n'est pas alors nécessaire d'invoquer une autre action. Dans cette catégorie, viennent se ranger tous les modificateurs susceptibles d'exciter assez vivement et d'une manière très-soutenue les parties du rectum dans lesquelles vont se ramifier surtout les divisions de la petite mésaraïque, agens que nous avons déjà signalés dans les causes communes. Cette influence en amène tout naturellement une autre à sa suite, quelquefois même sans que l'inflammation porte encore directement sur les veines qui deviennent variqueuses: c'est l'abord plus considérable du sang vers un centre de fluxion inflammatoire ou même sécrétoire, et le retour nécessairement plus considérable de ce même fluide par les canaux veineux en rapport d'origine avec ces mêmes parties, comme Béclard, MM. Andral, Briquet, etc. l'ont fait observer pour le voisinage des ulcères, des hydarthroses, des tumeurs cancéreuses, etc., les veines ramifiées à la surface et dans le voisinage de ces lésions organiques étant ordinairement affectées de phlébectasie à divers degrés. Quelques auteurs ont encore fait jouer un grand rôle à la diathèse scorbutique dans l'affaiblissement des parois du système circulatoire à sang noir.

Causes produisant les varices par hypertrophie veineuse. MM. Andral, Briquet et Cruveilhier ont surtout fait connaître ce mode d'ampliation des veines alors caractérisé en même temps par l'augmentation du calibre et l'épaississement des parois. Parmi les influences qui déterminent ce résultat, viennent se ranger toutes celles qui provoquent une simple excitation du rectum et de l'anus avec hypérémie locale, et souvent sans aucun caractère inflammatoire; tels que l'abus des applications de sangsues au périnée, les bains de siége, les fumigations chaudes vers cette partie, les lavemens émolliens et la plupart des influences déjà signalées dans les causes communes.

3° Symptomes.

Nous avons sous ce point de vue deux objets essentiels à considérer : 1° *les tumeurs hémorroïdales* et leurs effets locaux ; 2° *le flux hémorroïdal*, et son influence plus ou moins marquée sur toute la constitution.

Tumeurs hémorroïdales. — C'est ici le lieu d'établir les considérations d'anatomie pathologique relatives à cette maladie. Les auteurs ont envisagé ce point important sous divers aspects, et nous devons le dire, quelquefois en raison d'une idée préconçue, d'une théorie déjà formée sur la nature et les caractères de ces tumeurs; mais comme la vérité devient une pour les bons observateurs, ces derniers ne diffèrent pas autant qu'on pourrait l'imaginer, d'abord et souvent ils sont arrivés au même point, par des routes et par des moyens opposés.

Theden, *Progrès de la chirurgie*, section 4, P. 73, prétend que dans les hémorroïdes la membrane interne du rectum s'épaissit, perd sa mollesse naturelle, forme un kyste à parois résistantes, et dès-lors empêchant la tumeur de grossir et de saigner: c'est une disposition seulement particulière à quelques hémorroïdes anciennes.

Ledran y trouve des tumeurs aréolaires de densité variable, imitant une grappe de raisin, plusieurs d'entre elles étant alors implantées sur le même pédicule ; c'est une forme spéciale, et non la disposition commune à toutes ces tumeurs. Les divisions artérielles paraissent à cet auteur autant de pédoncules communs à ces différentes granulations : aussi, dans leur excision, ne semble-t-il redouter que l'hémorrhagie résultant de l'ouverture de ces vaisseaux.

Lassus, *loc. cit.*, dit simplement que les hémorroïdes ou tumeurs variqueuses du rectum s'ulcèrent et laissent écouler un pus fétide.

M. Récamier, *loc. cit.*, p. 18, s'exprime ainsi : « La dissection des hémorroïdes ne demontre point » un caillot inorganique, mais un tissu cellulaire, » rouge, infiltré de sang; enfin ce sont, comme » l'observe très bien Ledran, de vraies tumeurs » spongieuses plus ou moins compactes..... Elles » ont beaucoup de tendance à s'engorger pério- » diquement, même quand elles ne répandent pas » de sang. » Ceci nous paraît vrai pour un certain nombre de tumeurs hémorroïdales; mais il est impossible de les faire toutes rentrer dans cette catégorie.

Stahl, Sauvage, les nomment *tubercules*, sans bien préciser leur structure, et Cullen s'élève contre l'opinion qui les fait regarder comme des varices.

M. Hodgson, *loc. cit.*, établit des considérations qui s'appliquent seulement aux hémorroïdes variqueuses, et même à la phlébectasie des autres localités. « Quand une veine est dilatée, elle aug- » mente en général de longueur, de manière qu'elle » ne peut plus être contenue dans l'espace qu'elle » occupait à son état naturel; elle prend dès lors » un cours tortueux ; et lorsque les parties envi-

» ronnantes ont une texture lâche, ses circonvo-
» lutions sont quelquefois repliées les unes sur les
» autres comme celles de l'intestin, et forment une
» tumeur variqueuse. » On a comparé ces paquets, pour l'aspect extérieur, à des amas de sangsues...
« Le sang se coagule quelquefois dans la veine di-
» latée, et la tumeur devient dure, enflammée,
» très douloureuse. Le coagulum est ensuite ab-
» sorbé; mais les membranes épaissies de la vei-
» ne, et les parties environnantes forment une tu-
» meur qui peut s'enflammer, et qui occasionne
» une vive douleur. »

M. Ribes, en disséquant avec soin la veine mésentérique inférieure sur les cadavres de sujets affectés d'hémorroïdes a vu des ramifications de cette veine se terminer dans les kystes sanguins, et détachant le tronc de cette même veine, les hémorroïdes tenir à ces vaisseaux, comme des grains de raisin à leur pédoncule commun. Si les observations de Ledran, que nous venons de citer, comme ayant vu les granulations tenir aux divisions artérielles, sont également vraies, l'existence de certaines tumeurs hémorroïdales dans le système capillaire intermédiaire à ces deux sortes de vaisseaux, n'est-elle pas anatomiquement démontrée? et ne sommes-nous pas conduits de cette première variété que nous admettons sous le titre de *tumeurs hémorroïdales érectiles*, à la seconde que nous reconnaissons également sous celui de *tumeurs hémorroïdales variqueuses*? Ces deux maladies peuvent, comme nous l'avons vu dans le chapitre des *causes locales* se développer sous les mêmes influences, et qui plus est s'occasionner mutuellement.

D'après M. le professeur Dupuytren (*Cliniq. chirurg.*, t. 1er, p. 341.), « Les bourrelets internes, » recouverts par la muqueuse, de couleur violacée, forment dans le rectum une espèce de » cloison. Ils présentent entr'eux des sillons qui » facilitent leur isolement, et que l'inflammation » fait quelquefois disparaître; le tissu même de » cette membrane offre des renflemens veineux, » comme des têtes d'épingles.... La muqueuse enlevée, on aperçoit les fausses membranes organisées, ou une tunique cellulaire; enfin la membrane musculeuse constitue la tunique la plus » externe. Des troncs artériels volumineux sont » souvent appliqués sur ces bourrelets.

» Les hémorroïdes externes, qui forment une » espèce de couronne autour de l'anus, sont composées, 1° à l'extérieur, en grande partie, par le » rectum, un peu par la peau; 2° par les fausses » membranes qui souvent existent dans les bourrelets internes, ou par la tunique nerveuse, qui » semble alors se continuer avec le fascia superficialis; 3° par les veines dilatées, qui constituent les hémorroïdes; 4° par le sphincter externe qui embrasse le pédicule, et envoie constamment de ses fibres sur elles; 5° par les filamens nerveux qui rampent à leur surface; 6° en-

» fin, par de la graisse qui est quelquefois placée
» entre la peau et ces tumeurs. »

D'après M. Jobert, *loc. cit.*, « dans les véritables hémorroïdes, on trouve, en disséquant, de l'extérieur à l'intérieur, la peau ou la muqueuse épaissie ou amincie ; quelquefois une fausse membrane entre le derme et la veine ou le tissu sous-muqueux, qui peut augmenter ou diminuer de densité, s'infiltrer, s'amincir ou devenir plus épais ; les parois de la veine variqueuse à des états différens, le sphincter interne, dont les fibres peuvent s'alonger, invaginer les hémorroïdes. » M. Marjolin ajoute qu'elles peuvent se développer entre ces mêmes fibres.

M. Andral, dans son excellent *Précis d'anat. patho.* tome 2, p. 402, après avoir distingué six espèces de varices : simples dilations ; dilations avec amincissement, avec épaississement; dilations bosselées par intervalle, uniloculaires ; dilations multiloculaires, enfin avec criblure des parois communiquant dans le tissu cellulaire ambiant, s'exprime ainsi :
« En disséquant un grand nombre de tumeurs hé-
« morroïdales vraies, on n'y trouve jamais autre
« chose que l'une ou l'autre des six espèces de phlé-
« bectasies que nous venons de passer en revue. »
Les parois des veines, les membranes interne et moyenne, les valvules, avec pâleur ou hypérémie, peuvent se ramollir, devenir friables, cassantes, s'amincir ou s'hypertrophier, ou bien, le sang engorgeant leur tissu, se déposer entre leurs fibres, les

envahir, les faire disparaître, et donner à ce produit un aspect lardacé.

M. Briquet, *Dissertation sur la phlébectasie* Paris, 1824, distingue, suivant l'état de la veine affectée, la *veinosité*, nom que les pathologistes allemands donnent au simple développement des veinules; le *renflement variqueux*, simple dilatation arrondie; la *varice*, nodosité sinueuse de couleur bleuâtre, bronzée; enfin, la *tumeur variqueuse*, amas bosselé de varices plus ou moins irrégulières. Il établit en outre l'état pathologique des principales formes de phlébectasie : *simple élargissement*, parois également dilatées, rétractiles; *dilatation uniforme avec épaississement*, hypertrophie, la veine coupée reste béante comme une artère; *dilatation inégale*, *amincissement et épaississement*, bosselure, incurvation serpentine, alongement doublé, triplé, etc.; locules latérales, comme dans les vésicules spermatiques; toute organisation disparaissant, fibres de la membrane propre détruites dans beaucoup d'endroits; membrane interne épaissie; valvules effacées, parois ou grisâtres, sans élasticité, coriaces; ou rougeâtres injectées, friables analogues à la chair musculaire; altération du tissu cellulaire ambiant qui peut adhérer aux veines, former avec elles une masse commune, et constituer un tissu fongueux, caverneux, recouvert d'une peau dont la couleur est terne et bronzée. Il ajoute enfin, page 30 : « Serait-ce trop s'avancer que de dire qu'il » s'établit sur les vaisseaux qui doivent devenir

« variqueux, une espèce d'inflammation lente, qui « commence par en ramollir le tissu, et prépare « la dilatation.

En résumant tous les caractères d'anatomie pathologique, désignés par les auteurs, dans les tumeurs hémorroïdales, il est impossible de n'en pas admettre deux variétés principales, 1° hémorroïdes capillaires érectiles, peut-être moins communes, 2° hémorroïdes veineuses, variqueuses, plus fréquentes et surtout plus généralement reconnues. Si nous étudions les symptômes locaux de cette maladie, nous en trouvons de communs et de particuliers à chacune de ces formes.

Symptômes communs.—Tumeurs sanguines occupant, soit la marge de l'anus, hémorroïdes externes, soit l'intérieur du rectum, hémorroïdes internes. Jean-Louis Petit dit en avoir vu remonter jusqu'à l'S iliaque du colon. Ces tumeurs sont rarement solitaires; au contraire, le plus souvent multiples ; leur volume peut varier de celui d'un grain de millet à celui d'un œuf. Recouvertes, pour les externes, soit par la muqueuse, soit par la peau ; pour les internes, toujours par la muqueuse, ces tumeurs peuvent être dures et douloureuses au toucher, ou molles, fluctuentes, indolentes au contact. Leur couleur varie du rouge au violet sombre, à la teinte bronzée. Leur forme est quelquefois hémisphérique, quelquefois inégale; elles ont une large base, ou se trouvent pédiculées, soit par un alongement qui leur est propre, soit, comme l'observe M. Jobert, par l'action du sphincter à mesure qu'elles se trouvent lentement et progressivement expulsées de l'intérieur à l'extérieur. Leur surface est tantôt lisse, polie, surtout à leur naissance; tantôt rugueuse, inégale, moriforme, et quelquefois même ulcérée, comme nous le verrons dans les complications. Lorsqu'elles sont tout-à-fait en dehors de l'ouverture anale, le froissement des vêtemens, des siéges et des autres objets de rapport, les irritent, les enflamment assez fréquemment. Elles déterminent un prurit, une titillation, une gêne, un malaise habituels, qui peuvent s'accroître au point de rendre la station assise impossible sur un siége ordinaire, la station bipède et la marche, quelquefois difficiles et douloureuses. Lorsqu'elles sont placées dans l'ouverture même de l'anus, elles provoquent le ténesme, des besoins sans cesse renaissans d'excrétion stercorale, des efforts du rectum et des muscles accessoires pour l'effectuer. Elles déterminent tantôt la constipation opiniâtre, en rétrécissant ou fermant l'ouverture anale, tantôt l'expulsion involontaire des gaz intestinaux, des matières liquides surtout; le sphincter, fatigué par la dilatation continuelle qu'il éprouve, ne pouvant plus lutter avantageusement contre les efforts violens et renouvelés de la défécation. Enfin, lorsqu'elles sont placées au-dessus de l'ouverture anale, un sentiment de pesanteur habituelle vers le périnée, ou vers le coccyx, le besoin de l'excrétion alvine, surtout après qu'elle vient de s'effectuer, comme si des matières fécales occupaient encore le rectum, sont, chez un certain nombre des malades, les seuls phénonèmes anormaux qui puissent les faire soupçonner. Chez d'autres, devenant douloureuses, provoquant des réactions du côté du rectum et des muscles accessoires de la défécation, leur expulsion est fréquente, même dans l'absence des matières stercorales, leur étranglement souvent imminent, et la réduction plus ou moins difficilement obtenue. La muqueuse du rectum, entraînée dans ce déplacement, abandonne la musculeuse de telle sorte qu'il en résulte ce que l'on nomme la chute de cet intestin, maladie que nous examinerons bientôt. On reconnaît la présence de ces tumeurs, par la simple inspection lorsqu'elles sont externes, par le doigt et le spéculum, pour le cas où leur situation est dans l'intestin.

Nous n'établirons pas, avec quelques pathologistes, des variétés hémorroïdales d'après les formes extérieures et les complications. Nous n'admettrons point, par exemple, avec Montègre, des hémorroïdes sèches, avec flux, avec tumeur, douleur, rétrécissement de l'anus, ulcération, chute du rectum, irritation de la vessie, etc. Ces distinctions compliquant le sujet sans avantage, souvent même avec le grave inconvénient de faire perdre de vue les caractères essentiels et fondamentaux de l'altération. La nature particulière de ces tumeurs, devant seule présenter la base naturelle de cette distinction, nous avons cru devoir nous borner aux deux variétés indiquées.

Symptômes particuliers. — Ils diffèrent suivant que les tumeurs hémorroïdales sont érectiles ou variqueuses. 1° *Tumeurs érectiles.* Elles sont ordinairement externes, quelquefois uniques, assez souvent multiples, sans presque jamais former un bourrelet, un cercle complet. Dans l'état de calme, peu douloureuses au toucher, on les trouve souvent pâles, comme flétries, revenues sur elles-mêmes, à la manière d'une bourse vide. A l'état d'érection, de turgescence, elles deviennent rénitentes, rouges, vermeilles ou sombres avec un sentiment de distension, de douleur plus ou moins vive, surtout au contact. Cette érection se manifeste avec ou sans flux, le plus souvent chez les sujets pléthoriques, sous l'influence d'une impulsion circulatoire centrale, sans même qu'il soit nécessaire d'une irritation locale et surtout d'une compression pour la déterminer. Ce phénomène est une véritable turgescence vitale, un raptus circulatoire plutôt que le résultat d'une hypérémie par hypostase ou par obstacles divers dans les canaux circulatoires. Examinées avec soin, ces tumeurs appelées *marisques*, sont recouvertes par la peau souvent amincie, quelquefois cependant hypertrophiée, ou par la muqueuse, avec l'une ou l'autre de ces deux modifications, ses tégumens sont quelquefois adhérens et comme identifiés avec la tumeur elle-même, suivant les progrés de l'altération organique, ou bien l'on trouve encore les tissus sous-cutanés, sous-muqueux, conservés dans une certaine partie de leur épaisseur. La tumeur est tantôt formée par une petite masse plus ou moins compacte de tissu vasculaire, caverneux, érectile, ou par un véritable kyste uni ou multiloculaire, dont les parois sont en même temps susceptibles de perspiration sanguine et d'érection. Les injections arrivent dans ces kystes et dans ces tumeurs, soit qu'on les pousse par les artères, soit qu'on les fasse pénétrer par les veines, disposition qui nous explique la grande quantité de sang que peuvent rendre ces hémorroïdes surtout lorsqu'elles sont frappées d'ulcération. Toutes choses égales, cette première variété plus directement liée à l'état d'hypérémie générale, est en même temps celle qui présente les flux périodiques les plus réguliers sous l'influence de la pléthore constitutionnelle; qui développent les douleurs les plus vives et peut faire craindre davantage les progrès des diverses lésions organiques, et notamment de la dégénération cancéreuse, du fongus hématode, etc. 2° *Tumeurs variqueuses.* — Les auteurs qui n'ont point admis cette variété, ont tiré leurs principaux argumens d'un fait qui s'explique facilement, dans l'hypothèse même d'une varice, d'après les travaux récens des pathologistes sur la phlébite et la phlébectasie. On ouvre une tumeur hémorroïdale, disent ces auteurs, elle se vide immédiatement, et le sang cesse de couler. S'il s'agissait d'une veine dilatée, les choses ne se passeraient pas ainsi : l'hémorragie continuerait comme dans la phlébotomie. D'un autre côté ces tumeurs sont kystiformes, celluleuses ; ainsi vidées, elles reviennent souvent sur elles-mêmes et tantôt suppurent, tantôt se flétrissent par une sorte de racornissement après être demeurées assez long-temps ouvertes et béantes, sans fournir de sang. Il suffit d'examiner les progrès des altérations veineuses dans la phlébite et la phlébectasie pour voir qu'une simple varice peut consécutivement s'isoler du reste de la veine, former un kyste à parois celluleuses, et s'ouvrir sans fournir d'autre sang que celui dont elle est actuellement remplie. Nous en trouvons les preuves positives dans Hogdson, *loc. cit.*, Briquet, *Phlébectasie*. M. le professeur Cruveilhier, dans son bel ouvrage sur *l'anatomie pathologique* 4e livraison, s'exprime ainsi relativement à cet objet : « Aussitôt qu'une portion de veine est enflammée, « toute communication cesse entre cette portion « et la circulation générale. » Il précise ainsi les progrès des altérations organiques dans la phlébite : « 1° Concrétions sanguines, pures, adhé« rentes aux parois veineuses ; 2° concrétions san« guines, au milieu desquelles est contenu du pus ; « une couche mince de concrétion plus ou moins « décolorée, semblable à une fausse membrane, « est intermédiaire aux parois veineuses et au pus ; « 3° absence de concrétions sanguines, pus en

« contact immédiat avec les parois veineuses; « 4° enfin, érosion de la membrane interne, et « commencement de travail d'expulsion du pus au « dehors. » Si lon voulait objecter à cette manière de voir que la phlébite ne peut exister, au rectum comme ailleurs, sans produire des accidens généraux, M. Cruveilhier répondrait encore à cette objection. « Gardons-nous de croire que des abcès « viscéraux, ou même que des accidens graves « soient une conséquence nécessaire de toute phlé« bite. Il est une phlébite qu'on peut appeler ad« hésive, qui n'a aucun résultat fâcheux dans le « plus grand nombre des cas........Cette phlébite « consiste dans la formation de caillots adhérens « aux parois veineuses........La phlébite adhésive « n'a que des effets purement locaux; il en est de » même de la phlébite suppurée, lorsque le pus « est circonscrit par des caillots, de telle façon « que ce pus ne puisse point pénétrer en nature « dans les voies de la circulation ». (*Anat. pathol.* 11e livraison). Il est facile de concevoir que ces terminaisons de la phlébite ne sont nulle part aussi favorisées que dans le rectum, par les compressions auxquelles ces veines peuvent être soumises dans leur passage à travers les ouvertures des sphincters, des aponévroses périnéales, etc.

Dans cette variété, les hémorroïdes sont rarement solitaires, le plus souvent multiples, elles constituent chez un assez grand nombre de sujets un bourrelet circulaire complet, disposition que nous expliquent facilement la direction et la situation du plexus veineux hémorroïdal; elles peuvent être externes, internes isolément, ou présenter ces deux dispositions réunies. Ces tumeurs de forme et de volume très-variables, sont d'abord molles, indolentes, bosselées, bleuâtres ou de couleur bronzée : on les fait alors assez facilement disparaître par le refoulement du sang dans les troncs veineux sous l'influence de la compression; elles se reproduisent aussitôt que l'on cesse d'agir sur elles, mais lorsqu'elles sont anciennes, ce refoulement ne peut plus être effectué, du moins chez certains sujets, ce qu'il est alors permis d'expliquer par l'isolement de la tumeur soit sous l'influence de la phlébite, soit par le fait même d'une compression adhésive au-dessus du renflement hémorroïdal. Dans le premier cas, l'ouverture d'une seule hémorroïde peut fournir beaucoup de sang et même dégorger tout le paquet variqueux, en raison des anastomoses présentées par le plexus veineux; dans le second cas au contraire l'ouverture de la tumeur se borne à l'évacuation du sang qu'elle contient et tout au plus à la continuation d'un suintement séro-sanguinolent par les parois de cette cavité; circonstance pratique essentielle à noter, lorsqu'il s'agit d'effectuer le dégorgement hémorroïdal par l'ouverture des tumeurs soit avec le bistouri, soit avec les sangsues.

Les hémorroïdes variqueuses peuvent devenir turgescentes, même sous l'influence d'une pléthore générale, d'un mouvement centrifuge, et par l'abord d'une quantité de sang considérable dans les artères hémorroïdales, en raison de la libre communication de ces dernières avec les veines, mais ce n'est point comme pour les tumeurs érectiles précédentes la cause la plus ordinaire de cette turgescence et de ce gonflement. Nous devons en chercher le principe, pour cette seconde variété, dans les deux circonstances suivantes qu'il importera toujours de bien distinguer pour le pronostic et le traitement : 1° une simple compression locale à des élévations différentes sur le trajet des branches ou même du tronc de la petite veine mésaraïque ; 2° un état de pléthore, d'hypérémie dans les viscères abdominaux dont le système veineux appartient à la veine-porte et notamment dans la rate et le foie. Sous l'influence de la première cause les hémorroïdes variqueuses peuvent être une maladie purement locale, et qui disparaît avec l'agent de sa production comme on l'a vu plusieurs fois après l'accouchement, le broiement ou l'extraction de la pierre, etc. Leur flux est alors bien rarement périodique et leur guérison, quand elles survivent à la cause qui les a déterminées, peut ordinairement s'effectuer par l'art, sans accidens ultérieurs. Par l'action de la seconde influence elles deviennent le symptôme local d'une maladie plus ou moins générale, leur flux peut être périodique à la manière de celui des marisques, et leur guérison radicale par des moyens chirurgicaux n'est pas toujours sans danger, comme nous le verrons dans le traitement et ses contre-indications.

Si l'on dissèque les hémorroïdes veineuses, on trouve la peau, la muqueuse dont elles sont recouvertes amincies ou hypertrophiées, libres ou adhérentes aux parois du kyste variqueux. La varice elle-même, ordinairement en communication avec le reste des veines qui lui donnent naissance, est presque toujours dans ce cas sans altération organique bien marquée dans ses parois, sauf l'amincissement ou l'hypertrophie. Quelquefois le kyste veineux est plus ou moins entièrement isolé, son intérieur est souvent alors divisé par des cloisons formant des locules en nombre variable, et ses parois tellement dénaturées, que l'on n'y reconnaît plus la structure veineuse dans la membrane interne devenue rouge, épaise, vasculeuse, ou blanche, molle, friable, et dans la membrane musculeuse, dont les fibres ont complétement disparu.

Flux hémorroïdal. — Nous désignons par ce terme, les évacuations sauguines essentiellement liées à la présence de l'une ou l'autre des variétés d'hémorroïdes que nous avons décrites, entendant positivement ne point confondre ces évacuations avec l'entérorhagie soit traumatique, soit ulcéreuse, soit simplement perspiratoire de la muqueuse du rectum, lésion qui peut s'observer pour toutes les autres parties du même système, et ne doit point rentrer dans notre objet. Ainsi considéré, le flux hémorroïdal nous offre trois points essentiels à bien étudier : 1° ses prodrômes et les accidens de son défaut d'apparition; 2° sa manifestation et les résultats qu'elle produit sur l'organisme en général, sur quelques appareils en particulier; 3° enfin ses conséquences lorsqu'il ne se reproduit plus. Dans ces considérations, nous parlerons surtout du flux hémorroïdal occasionné par l'hypérémie générale ou locale, celui qui se rattache à l'hypostase, à la seule compression dans le voisinage des hémorroïdes, méritant à peine de fixer l'attention sous le point de vue qui nous occupe. C'est d'après les mêmes principes, que plusieurs auteurs ont voulu reconnaître des analogies, pour certains sujets du moins, entre le flux hémorroïdal chez l'homme, et le flux menstruel chez la femme; y trouvant des rapports nombreux sous le point de vue de l'établissement, de la marche, de la durée, de la suppression naturelle que peuvent offrir ces deux hémorragies périodiques, en raison des âges et des constitutions. Nous indiquons ces rapprochemens sans nous arrêter à les combattre, et sans vouloir nous constituer garant de la réalité que l'on veut leur donner.

Prodromes du flux hémorroïdal. — Quelques auteurs ont pensé qu'il pouvait survenir sans être annoncé par aucun phénomène précurseur, et même disparaître sans laisser aucune trace locale ou générale de sa manifestation; mais les faits cités à l'appui de ce principe démontrent assez qu'il ne s'agit point ici du flux hémorroïdal tel que nous l'entendons, mais d'une simple entérorhagie perspiratoire, analogue à l'épistaxis, à toutes les autres hémorragies de cet ordre. Au contraire, dans le flux hémorroïdal véritable, les tumeurs, soit érectiles, soit variqueuses, précèdent l'écoulement sanguin; et ce dernier est presque toujours annoncé par une hypérémie locale, une turgescence fluxionnaire, auxquelles on a donné le nom de *molimen hemorragicum*; quelquefois même, surtout dans les hémorroïdes érectiles, la crise périodique se borne à cet effort sans hémorragie, soit avec des accidens congestionels vers d'autres organes, soit avec la conservation de leur état physiologique. Ainsi M. Récamier dit : *loc. cit.*, p. 10, qu'un jeune homme de vingt ans, présentant à la marge de l'anus trois tubercules rénitens, durs, très-douloureux, éprouva pendant six ans, tous les mois, des crises qui se bornèrent au gonflement, à la vive sensibilité des boutons hémorroïdaux pendant quelques jours; du reste sans autre altération notable dans la santé.

Ces phénomènes précurseurs, sont les uns, *locaux* : gonflement plus ou moins considérable des tumeurs hémorroïdales, pesanteur dans le rectum, envie fréquente d'aller à la selle, d'uriner; titillations, démangeaisons, quelquefois élancemens passagers à la marge de l'anus; constipation, parfois dévoiement, etc. Les autres, *généraux* : pesanteur, engourdissement, impatience, crampes dans les membres pelviens, borborygmes, météorisme abdominal, gonflement splénique, hépatique; anorexie, tristesse, apathie, malaise universel, irritabilité nerveuse, assoupissement, pesanteur de tête, tintement d'oreilles, vertiges, tension, plénitude, rénitence du pouls, etc.

Etablissement du flux hémorroïdal. — L'hémorragie peut se manifester sous des formes très-différentes, et le sang fourni présenter également des caractères très-diversifiés : ces deux conditions importantes, méritent seules de nous occuper. En effet, nous ne suivrons pas à cet égard la marche des auteurs qui, d'après des circonstances différentes, ont cru devoir admettre plusieurs variétés des hémorroïdes. Ainsi, Cullen en reconnait quatre espèces : *hemorrhoïs*, *tumens*, *procidens*, *coeca*, *fluens*. Sauvage quatre : flux modéré, immodéré, polypeux, par chute du rectum. Pinel quatre : récente, par causes générales, par causes locales, anciennes et périodiques, compliquées d'ulcérations et de varices.

Mode hémorragique. — Tantôt il s'agit d'un simple suintement d'abord peu considérable, augmentant par degrés, pour se terminer ensuite, après cinq ou six jours, d'une manière lente et graduée : c'est ainsi que procède chez beaucoup de sujets le flux des hémorroïdes érectiles ; quelquefois, au contraire, l'écoulement s'effectue par une sorte d'explosion instantanée, se continue pendant plusieurs heures, en offrant un jet non interrompu, comme dans la phlébotomie ; phénomène qui se rattache le plus souvent à la rupture des hémorroïdes variqueuses. Lorsque cet écoulement est modéré, dans les proportions de l'hypérémie locale ou générale qui l'ont occasionné, presque toujours il fait disparaître cet état et les prodromes indiqués; mais lorsqu'il est excessif, long-temps continué, produit par l'hypostase, la compression locale, sans état pléthorique, il détermine ordinairement le marasme ou la bouffissure, l'anémie, l'épuisement et la cachexie.

Si nous consultons les auteurs sur les effets curatifs du flux hémorroïdal établi dans une juste mesure, nous le voyons dissiper un grand nombre d'altérations souvent rebelles à la thérapeutique la mieux raisonnée. Hippocrate, aphor. 21, sect. 2, dit: « Si des hémorroïdes ou des varices s'ouvrent » aux fous, ils sont guéris de leur folie. » Aphor. 12, sect. 6. « Des mélancolies, des coliques néphré» tiques, l'apoplexie, sont guéries par les hémor» roïdes. » Saviard, observations de chirurg., p. 119, rapporte qu'une jeune fille de 14 ans fut attaquée d'une hydropisie ascite qui éluda l'effet de tous les remèdes qu'on lui administra pendant trois ans; à 17 ans, ponction abdominale que l'on renouvelle ensuite quatre fois dans l'espace de deux ans; de 12 à 17 pintes de sérosité limpide sont évacuées dans chaque opération, les règles sont rares et très peu abondantes. A cette époque, invasion des hémorroïdes, guérison consécutive et radicale de l'hydropisie. *loc. cit.* p. 277. Un homme d'environ 30 ans, fut guéri de manie par le flux hemorroïdal, qui le maintint pendant 20 ans dans un état très-satisfaisant. Fabrice de Hilden, rapporte, observ. 9, centur. 11, qu'un malade réduit à l'extrémité par d'anciennes et violentes migraines, guérit sous l'influence d'un flux hémorroïdal de quatre livres dans la première attaque, de cinq, trois semaines après, et de deux, après une rémission de quarante-huit heures.

Caractères du sang fourni par les hémorroïdes.— Les anciens avaient pensé que le sang hémorroïdal chez l'homme, comme le sang menstruel chez la femme, offrait des caractères particuliers, et même des propriétés essentiellement délétères; plusieurs avaient établi sur ce principe la nature contagieuse des hémorroïdes. Des questions de ce genre ne doivent plus être discutées dans l'état actuel de la science; mais il n'est pas indifférent de rechercher si le produit du flux hémorroïdal appartient plus spécialement soit au sang rouge, soit au sang noir. Les pathologistes qui ont admis des idées exclusives sur la nature des hémorroïdes, ont dû nécessairement se trouver en opposition. Ainsi, Boyer, *Traité des malad. chirurg.*, tome 10, p. 65, dit positivement: « La couleur rouge et vermeille du sang hé- » morroïdal ne permet pas de douter de sa nature » artérielle : ce sang, comme celui des règles » et des hémorragies qui ont lieu par la surface des » membranes muqueuses en général, s'échappe par » l'extrémité des artères capillaires de la mem- » brane interne du rectum. » Mais Boyer était trop bon observateur pour ne pas sentir l'erreur d'un principe exclusif en pareille matière; aussi vient-il ajouter lui-même ce correctif à sa première pensée: « Quelquefois cependant le sang hémorroïdal est en » partie artériel, et en partie veineux, ou même entiè- » rement veineux: c'est lorsque les varices du rectum » qui compliquent assez souvent les hémorroïdes an- » ciennes viennent à se rompre; mais cette hémorra- » gie veineuse ne doit pas être confondue avec le véri- » table flux hémorroïdal. » Les considérations que nous avons établies antérieurement sur la nature des hémorroïdes nous dispensent de rectifier une explication qui n'est pas admissible, au moins dans tous les cas, puisque les hémorroïdes variqueuses peuvent exister indépendamment de l'autre variété. Stahl, Alberti, pensent que les hémorroïdes fournissent du sang noir, et que celui des tumeurs situées dans le rectum vient de la veine-porte; celui des tubercules marginaux, de la veine cave. Sans nous arrêter à cette distinction dont nous avons parlé précédemment, nous ajouterons que cette opinion exclusive n'est pas non plus l'expression de la vérité. L'expérience démontre en effet que le flux hémorroïdal tel que nous l'avons défini, peut offrir tantôt du sang rouge, lors surtout qu'il est produit par des tumeurs érectiles; tantôt du sang noir, lorsqu'il se rattache plus spécialement à des varices. Du reste, cette coloration peut encore être modifiée, de même que la fluidité, relativement au séjour plus ou moins prolongé de ce produit hémorroïdal, soit dans les renflemens variqueux, dans les kystes érectils, dans la cavité du rectum. C'est ainsi que dans les hémorroïdes internes, le sang peut s'accumuler abondamment dans le gros intestin, se trouver ensuite expulsé par une sorte de défécation en caillots plus ou moins foncés, plus ou moins épais, ou produire des accidens d'anémie, sans manifestation extérieure des phénomènes hémorragiques.

Montanus avait senti la nécessité de distinguer les différentes sources du sang dans la maladie qui nous occupe : *Natura fluxus sanguinis, priùs consideranda est; potest enim vel ex ulcere, vel ex erosione venæ, vel apertione hæmorroïdum.* Consult. méd. 225.

Conséquences de la suppression du flux hémorroïdal. — Après avoir marché périodiquement pendant l'âge viril, on le voit quelquefois disparaître dans la vieillesse et constituer ainsi, pour certains hommes, une époque critique alors assez analogue à celle que présente naturellement la femme. Ce fait, déjà signalé par les bons observateurs et notamment par M. Récamier, pourrait devenir l'objet de rapprochemens et de considérations médicales du plus haut intérêt. En effet, si l'âge de retour est signalé pour la femme par le développement d'un grand nombre de maladies, telles que le squirrhe au sein, à l'utérus, etc. etc., cette même époque, chez l'homme hémorroïdaire, amène ordinairement aussi des altérations qui semblent s'y rattacher plus spécialement, comme le fait remarquer encore le praticien distingué que nous venons de citer, telles que les dartres, les rhumatismes, la goutte, etc. Quand aux suppressions artificielles de ce même flux, elles peuvent développer à peu près toutes les maladies comme nous le verrons surtout dans le traitement, en parlant des contre-indications.

4° MARCHE.

La turgescence hémorroïdale et le flux du même nom peuvent offrir une marche diversifiée, surtout en raison des causes productrices de l'altération et des circonstances dont le malade se trouve entouré. Ces crises hémorroïdales, avec ou sans flux, peuvent être continues, rémittentes, intermittentes et même périodiques. Le *type continu* se rattache surtout à celles que déterminent les influences mécaniques permanentes, la constipation habituelle, un engorgement de la prostate, un calcul vésical volumineux, une tumeur du bassin, la grossesse, par exemple, etc. Les maladies chroniques avec engorgement rebelle de la rate, du foie, etc.; enfin, on peut encore l'observer dans les dégénérations cancéreuses qu'elles peuvent offrir, mais alors il s'agit moins des hémorroïdes que de l'état squirrheux du rectum. Le *type rémittent* se rattache souvent aux causes dont nous venons de parler, et se trouve déterminé par certaines interruptions dans l'action de ces causes, relativement aux situations du sujet, à la diminution des compressions, à l'effet des médicamens employés contre les maladies que nous avons énumérées. Le *type intermittent* s'observe rarement dans les hémorroïdes par causes mécaniques, si l'on excepte celles qui se rattachent aux phases de la constipation ; mais on l'observe souvent sous l'influence de l'hypéremie locale ou générale, et coïncidant précisément avec les retours de ces deux états. Quelquefois encore avec les crises d'une autre altération, telle que la goutte, le rhumatisme, les névralgies intestinales, etc. Enfin, le *type périodique* s'établit quelquefois, dans ces dernières conditions, d'une manière précise ; tantôt les accès répondent assez exactement au retour des saisons ; tantôt ils sont menstruels, sans qu'il soit alors bien possible d'en indiquer nettement la raison. Quant à la durée de ces accès, elle peut s'étendre, comme l'ont observé Junker et plusieurs autres pathologistes, de quelques jours à plusieurs mois.

5° COMPLICATIONS.

Elles sont très-multipliées. Nous indiquerons surtout celles qui nous paraissent les plus importantes sous le rapport du pronostic et du traitement. Dans cette catégorie, nous rangerons : 1° *Le grand nombre des hémorroïdes*. Disposition fâcheuse, surtout lorsque ces tumeurs, alors ordinairement de nature variqueuse, remontent très-haut dans le rectum, comme Jean-Louis Petit dit en avoir vu, jusque vers l'S iliaque du colon. 2° *Le volume*. Elles déterminent souvent alors un ténesme fatigant, une constipation plus ou moins insurmontable; et le traitement chirurgical en devient plus difficile et plus dangereux. 3° *Le spasme du sphincter, avec ou sans fissures*. On conçoit les divers accidens qui doivent en résulter, suivant qu'elles sont externes ou internes. 4° *L'inflammation*. Celle-ci, dans le cas d'hémorroïdes variqueuses surtout, peut, comme dans le cas de varices en général, affecter primitivement, soit le tissu veineux lui-même, en y produisant tous les accidens locaux de la phlébite et les lésions organiques dont elle peut être suivie, et même quelquefois les phénomènes généraux de cette inflammation; ce qui paraît assez rare cependant, cette phlébite, en raison des dispositions anatomiques, étant ici le plus souvent adhésive, d'après l'expression de M. Cruveilhier; soit le tissu cellulaire intermédiaire au renflement veineux, d'où peut résulter un phlegmon, la dénudation du rectum, et souvent alors la perforation de cet intestin. Lassus fait observer en effet que ces abcès s'ouvrent ordinairement près de la marge de l'anus, et sont souvent suivis de fistules. La répétition de ces inflammations, sans résolution entière, peut encore amener l'engorgement indolent, le squirrhe, etc. Théden, *Progrès de la Chirurgie*, s. IV, p. 73. M. A. Severin, *De abcess. recond. natura*, § XIX, p. 232. Il peut encore survenir dans ces divers cas, par extension des accidens, cystite, vaginite, métrite, péritonite, altération organique de la cloison recto-vaginale, etc., constipation, ténesme, dysurie, strangurie. 5° *Les fistules à l'anus*. Le plus souvent sous l'influence de la cause que nous venons de signaler. 6° *La chute du rectum*, habituellement entraîné par les paquets hémorroïdaux internes, lors de la défécation, et même pendant la marche. 7° *L'étranglement des tumeurs hémorroïdales par le sphincter*. D'où résulte quelquefois le besoin d'un débridement, la gangrène de ces tumeurs, et d'une portion plus ou moins considérable de la muqueuse intestinale, si l'étranglement persiste au même degré. 8° *La dégénérescence cancéreuse des hémorroïdes*. Surtout chez les sujets qui s'y trouvent prédisposés par une mauvaise constitution; l'état squirrheux du rectum à des hauteurs variables. 9° *La présence des causes mécaniques susceptibles d'entretenir les hémorroïdes par compression des vaisseaux*. Telles que l'hydropisie ascite, la pierre, les maladies de la vessie, l'engorgement de la prostate chez l'homme, les tumeurs du vagin, de la matrice, etc., chez la femme, etc. 10° *Les maladies des viscères abdominaux, surtout du foie*. 11° *Les douleurs violentes*, propagées non-seulement au rectum, à la vessie, à la matrice, mais encore dans tout l'abdomen, simulant quelquefois la péritonite, et pouvant aisément s'expliquer par les anastomoses des nerfs encéphaliques et ganglionaires qui vont se distribuer au rectum. 12° *Les diffé-*

rentes altérations constitutionnelles, et notamment le scorbut, les scrophules, la phthisie, les dartres, la syphilis, etc. 13° *L'anémie, la faiblesse, la cachexie générale.* 14° *Enfin, le flux hémorroïdal surabondant.* Bien que les auteurs citent des faits qui sembleraient prouver, si l'on peut en admettre l'authenticité, que des sujets ont perdu par cette voie des quantités énormes de sang, tout en conservant les caractères naturels d'une assez bonne santé. Lieutaud rapporte qu'un malade rendit, par quelques hémorroïdes, trois pintes de sang dans deux jours, Panaroli dit qu'un noble Espagnol en évacua, pendant quatre ans, chaque jour une pinte par des hémorroïdes, sans être notablement incommodé. Hoffman, *Consultations médicales*, p. 203, écrit qu'une veuve de cinquante ans rendit en 24 heures, plus de vingt livres de sang. Pezold, *Observations chirurgicales*, p. 51, rapporte qu'un chevalier saxon perdit dans un seul accès jusqu'à soixante-quatre livres de sang. Tissot, *Lettre à Zimermann*, édition de Hallé, prétend qu'une femme rendit tous les jours dix-huit onces de sang par les veines hémorroïdales pendant un an : total, quatre cent dix livres de sang évacué dans cet espace de temps. Sans rejeter ces faits, sans leur accorder une entière confiance, nous ajouterons, d'après l'observation, que cette grave complication des hémorroïdes amène l'agitation, l'insomnie, l'anxiété, le gonflement, le balonnement du ventre, l'œdématie des membres pelviens, l'hydropisie, le marasme, la cachexie, la teinte plombée de la peau, la fièvre hectique, enfin la mort par épuisement, comme on l'observe pour un certain nombre de malades, et comme on dit l'avoir vu pour Arius et Copernic.

6° TERMINAISONS.

Lorsque les hémorroïdes sont produites par une cause temporaire et qui se trouve dissipée sans retour, elles peuvent souvent alors se terminer par une sorte de résolution, avec flétrissure et disparition plus ou moins entière des tumeurs qu'elles avaient constituées. Cependant, chez certains sujets, même dans ce cas, une fois développées, elles se trouvent entretenues par les dispositions locales dont nous avons parlé dans la partie anatomique, et par l'action des matières fécales qui les maintiennent à l'état habituel d'irritation. Lorsqu'elles se lient à l'hypérémie locale ou constitutionnelle, à des maladies du foie, etc., souvent elles deviennent alors, soit un émonctoire, un dérivatif, obligé, soit l'effet d'une complication morbide qui persiste pendant toute la vie du sujet, ou pour le moins pendant toute la durée de ces causes déterminantes. Enfin, elles peuvent, dans ces deux cas, avoir pour terme soit le passage à l'état cancéreux, soit une sorte d'excision naturellement effectuée par l'étranglement gangréneux dans l'ouverture du sphincter de l'anus.

7° ANALOGIES.

Les hémorroïdes peuvent simuler un certain nombre de maladies essentiellement différentes, *et vice versâ*; circonstance qui ne doit pas échapper aux praticiens dans le diagnostic et dans le traitement de ces altérations, comme le prouveront les faits que nous allons citer. *Sous le rapport du flux hémorroïdal*, on doit avant tout s'attacher à bien établir la distinction entre l'hémorragie, anale, essentiellement liée à cette cause, et celle qui peut être occasionnée par la perspiration sanguine établie dans un des points du tube digestif, comme on le voit pour le mésœna, l'entérorragie, la dysenterie, etc., par l'action traumatique des corps étrangers sur cette membrane, par ses ulcérations de nature diverse, enfin, par toutes les lésions organiques en dehors de l'affection hémorroïdale et qui peuvent offrir l'écoulement du sang pour phénomène commun. En remontant aux causes de ces différentes altérations, en précisant les caractères de leur marche, de leurs symptômes actuels, comparés à ceux des hémorroïdes, on arrivera facilement à cette distinction importante. *Sous le point de vue des tumeurs hémorroïdales*, il est essentiel de ne pas confondre ces dernières avec les végétations, les excroissances pédiculées, polypeuses, les tumeurs enkystées, non sanguines et de nature diverse; les boutons, les abcès, etc, qui peuvent se développer soit à la marge de l'anus, soit dans l'intérieur du rectum, les bourrelets muqueux, degrés plus ou moins avancés du *prolapsus ani* qui peuvent même dans l'état de resserrement normal du sphincter, laisser apparaître des renflemens bleuâtres marginaux que l'on pourrait, au premier aspect, envisager comme des hémorroïdes, et qui ne sont autre chose que des portions de la muqueuse relâchée, tombant au-dessous de l'anus, et dans un état d'hypérémie par stase mécanique, sous l'influence de la compression qu'exercent les parois de cette ouverture.

Dans ces considérations d'analogie pathologique, il existe un objet bien plus important encore à préciser : nous voulons parler des maladies de la vessie chez l'homme, du vagin et de l'utérus chez la femme, qui peuvent être confondues avec l'affection hémorroïdale, soit en la simulant, soit en se trouvant représentée par elles.

Relativement aux maladies de la vessie, chez l'homme, les calculs développés dans ce réservoir n'ont quelquefois pendant long-temps d'autre symptôme que des hémorroïdes plus ou moins pénibles attirant toute l'attention du malade et du médecin, faisant dès-lors oublier l'altération essentielle, et se trouvant ainsi combattue par des moyens incapables de guérir une lésion dont ils attaquent exclusivement le symptôme. Connaissant cette marche et cet enchaînement des phénomènes morbides, le chirurgien constatera la présence de la pierre, en fera l'extraction ou le broiement, et le malade sera guéri dans cette circonstance de l'affection hémorroïdale, alors symptôme d'une autre altération. Déjà, dans un cas de ce genre que nous avons cité, M. Civiale a guéri par la lithotritie, des hémorroïdes qui pendant deux ans avaient été supérieures à la thérapeutique ordinaire de cette altération. Nous pourrions agrandir le champ de ces considérations en passant en revue les différentes maladies du réservoir urinaire, en prouvant, d'un autre côté, que dans les crises de douleurs hémorroïdales, il survient assez fréquemment des dysuries, des stranguries, sans aucune altération directe soit de la vessie, soit du canal de l'urètre, mais les principes généraux que nous venons d'établir suffiront au praticien pour toutes les applications spéciales.

Quant aux maladies du vagin et de l'utérus, leur existence est encore souvent et long-temps masquée par la présence des hémorroïdes; et l'on sait dans les hôpitaux, où beaucoup de femmes affectées de squirrhe, de cancer de la matrice, etc., sont journellement reçues, que ces malades accusent assez souvent une lésion hémorroïdale, ignorant elles-mêmes l'altération utérine ou vaginale dont elles sont atteintes. D'un autre côté, des tumeurs hémorroïdales, internes surtout, ont été fréquemment confondues avec des maladies du vagin ou de la matrice qui n'existaient pas réellement. Les faits suivans nous en fournissent une preuve remarquable. M. F. Alix, *Observ. chirur. facs.* 3, *append.*, p. 400, s'exprime ainsi : « Une femme de 23 ans, » sanguine, mais peu réglée, mariée à un homme » vif et robuste, se plaignait chaque fois que son » mari l'approchait. Ces souffrances lui ayant laissé » quelques semaines de relâche, elles recom- » mencèrent ensuite au point de lui faire à chaque » fois pousser les hauts cris. Un an s'étant passé » de la sorte, le mari, mécontent, et soupçonnant » quelque mauvaise volonté, fit examiner sa femme » par une accoucheuse. Celle-ci ne reconnaît au- » cune cause de douleurs; et le mari, confirmé » dans ses soupçons, commence à maltraiter sa » femme. Cependant, s'étant aperçu qu'elle avait » consulté secrètement un médecin qui lui avait » ordonné des remèdes, pensant qu'elle portait » une maladie de l'utérus, il s'adoucit, et réclama » les soins de ce dernier. Ce médecin ayant appris » que les douleurs n'existaient qu'au moment » du coït, et se faisaient sentir vers la partie su- » périeure du vagin, y porte le doigt, et recon- » naît au toucher plusieurs tubercules dans le rec- » tum. La femme, interrogée d'après ces idées nou- » velles répondit que depuis long-temps elle souf- » frait en allant à la selle, et rendait du sang par » l'anus; mais qu'après ces évacuations, lors- » qu'elles offraient une certaine abondance, le coït » n'était plus douloureux. Le doigt introduit dans » le rectum reconnut aisément la présence des tu- » meurs hémorroïdales. Saignée du bras, sangsues

» à la marge de l'anus, onctions avec l'onguent » populéum, régime approprié, etc.) A l'aide de » ces moyens continués pendant 14 jours, les hé- » morroïdes et les règles commencèrent à couler » ensemble, et plus abondamment que de coutume; » les tumeurs s'affaissèrent un peu. Cette femme, » recevant alors son mari sans douleurs, devint » bientôt enceinte, et vers le terme naturel elle » accoucha très-heureusement d'un fils. » — W. Cock Burn, *Essais de médecine*, p. 2, rapporte qu'une femme éprouvait des douleurs intolérables dans l'acte du coït. Deux médecins l'avaient inutilement traitée pour un cancer de l'utérus. Cock Burn s'étant assuré que le vagin et la matrice n'offraient aucune altération, et que la malade portait des hémorroïdes internes, attribuait les souffrances qu'elle éprouvait dans la copulation, à la compression de ces tumeurs à travers la cloison recto-vaginale. En effet, ayant obtenu la guérison des hémorroïdes par les moyens appropriés, cette femme n'éprouva plus aucune souffrance dans l'acte vénérien.

Nous pourrions peut-être ajouter que le cancer de la cloison recto-vaginale, assez fréquent chez les femmes vers l'âge critique, reconnaît plus souvent pour cause une maladie du rectum, et notamment des hémorroïdes internes, qu'une altération primitive du vagin. Il nous est facile de citer plusieurs faits à l'appui de cette assertion.

Madame G..., d'un tempérament sanguin, d'une belle constitution, ayant toujours été abondamment et exactement réglée jusqu'à l'âge de 44 ans, éprouve à cette époque un flux hémorroïdal assez long-temps méconnu dans ses véritables caractères, avec diminution et suspension primitive de la menstruation. Quelques mois après, pesanteur au périnée, par intervalles douleurs vives, lancinantes, qui semblent aboutir au vagin, à l'utérus Plusieurs médecins consultés croient au développement d'un cancer de la matrice. Taitement approprié sans aucun résultat : accroissement des douleurs, altération générale de la santé, amaigrissement progressif, etc. La malade nous consulte; le vagin, l'utérus, n'offrent aucune altération, à l'exception des duretés que nous sentons profondément vers la partie supérieure et postérieure de cette première cavité. Nous touchons par le rectum, et nous trouvons à la hauteur indiquée plusieurs tubercules hémorroïdaux ulcérés, douloureux, saignant au moindre contact. Il existe déjà, surtout de ce côté, une dégénération squirrheuse, assez caractérisée, dans la cloison recto-vaginale. La maladie nous semble trop avancée pour céder à l'emploi du traitement le mieux approprié. Nous pensons que cette maladie se terminera, si le sujet vit assez long-temps, par le squirrhe, et peut-être l'ulcération cancéreuse de toute la paroi recto-vaginale. Béclard examine la malade quinze jours après nous, porte le même jugement et le même pronostic. Quinze mois plus tard, madame G..., nonobstant l'emploi des moyens les mieux combinés, succombe en effet aux progrés de l'altération que nous avions signalés.

Madame O.. d'un tempérament nerveux, ganglionaire, d'une petite stature, d'une constitution délicate, éprouva à 49 ans la diminution et la cessation du flux menstruel, qui jusqu'alors avait été passablement régulier: ténesme fréquent, pesanteur au périnée, et par intervalles élancemens vaginaux utérins. La malade consulte plusieurs chirurgiens et médecins qui décident, sans une exploration suffisante qu'un squirrhe menace l'utérus. Traitement infructueux. Consulté par la malade, nous explorons le vagin et la matrice. Aucune lésion dans ces organes; seulement dureté, résistance de la cloison recto-vaginale vers sa partie moyenne. Le doigt, porté dans l'intestin, reconnaît des tubercules hemorroïdaux et des fongosités sur les points indiqués. Un traitement rationnel, dirigé d'après cette nouvelle indication, semble d'abord améliorer l'état du sujet: mais aujourd'hui ce traitement employé depuis trois mois n'arrête plus les progrès du mal, et nous craignons que la malade ne succombe aux accidens indiqués dans la première observation.

8° Pronostic.

Si nous consultons la plupart des auteurs sur ce point, nous verrons qu'ils ont admis des idées et des principes diamétralement opposés. Nous en trouvons la cause dans le point de vue trop général et trop absolu sous lequel ils ont envisagé l'affection hémorroïdale, au lieu d'en établir le pronostic d'après certaines modifications essentielles qu'elle peut revêtir; ainsi: Stahl et ses disciples regardent les hemorroïdes comme un bien pour les sujets qui s'en trouvent affectés. Alberti lui-même a publié une dissertation ayant pour titre. *De hemorroïdibus longævitatis causa*, etc. Hippocrate, Coact. livre 11, chap. 13, les envisage au contraire comme fâcheuses surtout en raison des accidens que l'interruption de leur flux peut occasionner. « Lorsqu'on » est habitué à des hémorragies à des temps fixes, » si elles manquent et que la soif s'y joigne, on » meurt épileptique..... Les hémorroïdes ne coulant » que très-peu ou fort lentement, s'il survient des » vertiges ténébreux, cela annonce de loin quelque » paralysie. La saignée en préserve. Toutes les hé» morroïdes qui coulent ainsi, sont un signe si» nistre. » Galien, Rivière, Klein, regardent les hémorroïdes comme un grand mal, également par la raison qu'elles habituent les malades à des hémorragies dont la suppression peut occasionner de graves accidens, et l'excès, amener l'hydropisie et la mort, etc. Ces opinions contradictoires nous prouvent assez que tout est relatif dans le pronostic de cette maladie, comme dans celui des autres. Nous croyons à cet égard pouvoir établir les principes suivans, pour le plus grand nombre des cas, envisageant les hémorroïdes sous trois points de vue principaux; les tumeurs hémorroïdales, le flux hémorroïdal, les complications.

Les tumeurs hémorroïdales.—Toutes choses égales d'ailleurs, les hémorroïdes érectiles sont plus graves que les hémorroïdes variqueuses, les hémorroïdes internes que les externes; celles qui sont volumineuses, fréquemment expulsées au dehors, difficilement réductibles, ou peu susceptibles d'être contenues, celles qui s'enflamment souvent sans cause appréciable, etc., que celles qui se trouvent dans les conditions opposées; les hémorroïdes anciennes, déjà dures, en partie désorganisées, surtout douloureuses, siége d'élancemens passagers, et spécialement affectées d'érosion, d'ulcération, etc., que ces mêmes tumeurs fluctuantes, molles, sans altération substantielle et dans une époque voisine de leur début; les hémorroïdes peu turgescentes ou déjà flétries sans accidens locaux ou généraux, que celles qui deviennent le siége habituel d'érections et de mouvemens fluxionnaires très-développés, etc.

Le flux hémorroïdal. — Peu grave lorsqu'il est facile, modéré, produit par un état d'hypérémie générale qu'il tempère avantageusement, devient au contraire fâcheux lorsqu'il est occasionné, surtout chez un sujet faible, délicat, anémique, par des compressions locales difficiles à détruire, ou par l'état d'érosion et d'ulcération des tumeurs dégénérées; enfin, chez tous les individus lorsqu'il n'est pas l'expression d'une dérivation sanguine voulue par la pléthore locale ou constitutionnelle, ou bien encore, même dans ces cas, lorsqu'il dépasse de beaucoup la mesure de ces besoins naturels.

Les complications. — Nous devons surtout noter au nombre de celles qui aggravent le pronostic des hémorroïdes, soit en les rendant plus ou moins incurables, soit en les offrant comme symptômes d'une maladie dont l'art ne peut plus triompher, la chute, l'invagination du rectum, les fistules multiples de l'anus, le spasme du sphincter, les fissures, les varices nombreuses de la partie pelvienne de cet intestin, de l'S iliaque, du colon; la phlébite locale, les différentes maladies et lésions organiques signalées pour la vessie, le vagin, l'utérus, les viscères abdominaux, la rate, le foie, surtout l'hépatite chronique et les altérations nombreuses dont elle peut devenir l'occasion, etc.

9°. Traitement.

De toutes les maladies, les hémorroïdes sont peut-être celle dont il est le plus essentiel de bien établir les conditions thérapeutiques. En effet, dans la plupart des affections morbides, *guérir par des moyens appropriés*, tel est le principe qui domine toute l'histoire du traitement. Dans l'affection hémorroïdale, au contraire, nous avons de plus à préciser les circonstances dans lesquelles toute application de ce principe deviendrait une faute grave, une atteinte profondément portée à la santé, quelquefois même à la vie des sujets qui s'y trouveraient soumis. Nous devons donc étudier avec un égal soin les contre-indications et les indications thérapeutiques relatives à la guérison définitive de l'altération hémorroïdale.

1°. *Contre-indications.*

Si nous consultons les auteurs, si nous interrogeons la pratique de chaque jour, nous voyons qu'il est un grand nombre d'hémorroïdaires chez lesquels on doit non-seulement respecter, mais encore quelquefois exciter le développement des hémorroïdes, en raison des maladies graves que leur suppression peut occasionner, et des lésions morbides que leur manifestation peut prévenir ou faire disparaître.

Hippocrate s'exprime ainsi, *Aph.* XII, sect. 6 : « Hemorroïdes curari diuturnas nisi una servata » fuerit periculum est ne hydrops superveniat aut » phthisis. » Toutefois, il ajoute, *De humoribus*, lib., sect. 11, comme un complément à sa pensée : « Tamen curati multi non ita multò post hujusmodi morbis correpti sunt, neque ita perniciosè habuerunt. »

Dehaën regarde la guérison des hémorroïdes comme très-dangereuse, surtout si leur apparition a fait cesser une manie continue. Ce praticien ajoute qu'un malade fut attaqué d'affections arthritiques après l'imprudente suppression de cette lésion morbide. (*Ephémérides d'Allemagne*, cent. 7 et 8, obs. 53.)

Stahl, *Colleg. Cassuel.*, *mag. cas.* XIV, p. 181,

rapporte qu'un homme robuste, âgé de soixante ans, ayant éprouvé la suppression du flux hémorroïdal pendant un hiver humide et froid, fut pris de coliques, d'asthme, de mouvemens convulsifs, de gonflement abdominal, avec anorexie, nausées, etc. Quelque temps après, il succomba sous l'influence d'une fièvre lente et d'un épuisement gradué.

Il ajoute qu'un autre homme de quarante ans, atteint de flux hémorroïdal depuis plusieurs années, l'ayant supprimé au moyen des astringens et de la noix muscade, n'éprouva d'abord aucun accident notable; mais, au printemps suivant, la toux, des attaques d'asthme très-pénibles se développèrent. Un médecin empirique fit prendre alternativement des opiatiques, des sels volatils et des diaphorétiques. Une hydropisie de l'abdomen survint, et le malade mourut trois à quatre ans après

Raymond, *Maladies qu'il est dangereux de guérir*, Paris, 1808, p. 251, nous apprend qu'un jeune homme avait un flux hémorroïdal et se portait bien. Ce flux s'étant arrêté pendant quelques mois, on vit se manifester des vertiges, des mouvemens convulsifs, des lipothymies. Saignées du pied, sangsues aux tumeurs hémorroïdales; rétablissement de la santé.

Klein, *Act. nat. curi.*, vol. 10, obs. 71, dit que chez un enfant de quatre ans, la suppression du flux hémorroïdal par les astringens fut suivie d'une hémorragie chronique par l'ombilic.

Baumes, Rollin, ont vu la phthisie se développer après la guérison des hémorroïdes.

M. Alibert cite un assez grand nombre d'affections dartreuses développées sous l'influence de la même cause.

M. Récamier a fait part à M. de Larroque d'une observation très-curieuse, et que ce dernier rapporte ainsi dans son *Traité des hémorroïdes*, p. 176 : « Une dame, avant d'arriver à l'âge de la puberté, » avait tous les symptômes de la phthisie pulmo- » naire; mais dès que les menstrues se manifes- » tèrent, tous les accidens de la phthisie disparu- » rent. Plusieurs médecins avaient cependant con- » sidéré cette femme comme atteinte d'une affec- » tion mortelle. Tant que dura l'écoulement pé- » riodique, rien ne survint du côté de la poitrine; » ce ne fut que vers l'âge de quarante-cinq ans, » époque de la cessation de ce flux, que les symp- » tômes de la phthisie se déclarèrent de nouveau. » Heureusement pour la malade, qu'il lui survint » un flux hémorroïdal supplémentaire qui emporta » encore les accidens thoraciques. De soixante à » soixante-dix ans, le flux hémorroïdal cesse, et » la phthisie revient. Cette dame n'ayant pas voulu » suivre les sages conseils que lui donnait M. Ré- » camier, finit par succomber à cette dernière » maladie. »

Si nous voulions généraliser les faits relatifs aux inconvéniens de la suppression du flux hémorroïdal chez un assez grand nombre de sujets, nous pourrions reproduire les trois résultats principaux signalés par Lordat, *Traité des hémorragies*, 1818, p. 236, comme appartenant à la suppression des flux sanguins envisagés d'une manière moins spéciale : 1° pléthore dans l'organe où se faisait l'écoulement ; 2° hypérémie générale ; 3° congestion vers les parties les plus disposées à l'appel circulatoire.

D'après ces faits et tous ceux que nous pourrions citer encore, il est démontré que la suppression des hémorroïdes turgescentes, et surtout fluentes, peut, dans certains cas, occasionner des accidens généraux très-graves. Ajoutons que plusieurs dispositions des parties affectées peuvent également s'opposer à la guérison définitive des hémorroïdes, et nous sentirons la nécessité de bien établir les contre-indications générales et locales.

Contre-indications générales.

On doit respecter les hémorroïdes toutes les fois que, sans occasionner d'accidens locaux, elles sont depuis long-temps l'expression d'une hypérémie générale ou même hépatique, abdominale, et surtout lorsque chez les sujets ainsi disposés, leur flux est devenu le moyen thérapeutique naturel des congestions sanguines vers la tête, les poumons, le foie et les autres organes centraux ; de l'épilepsie, de l'hypocondrie, de la manie, etc.

Si même, dans ces divers cas, leur suppression naturelle occasionnait le retour des accidens, il faudrait, suivant les circonstances, ou les remplacer par la saignée du bras, les applications de sangsues, les ventouses scarifiées au siége, ou chercher à les rappeler par ces mêmes applications sur les boutons hémorroïdaux, par les demi-lavemens chauds purgatifs, les bains, les fumigations de siége, les drastiques, et spécialement par l'aloès, d'après la plupart des médecins; par la rhubarbe, d'après Hildebrandt, Alberti; par le sulfate de soude, d'après M. Récamier, etc., etc.

Contre-indications locales.

Elles sont particulièrement relatives au traitement chirurgical et définitif des tumeurs hémorroïdales. On ne doit pas tenter d'opérations de ce genre sur les hémorroïdes actuellement enflammées, ou même compliquées d'une hyperneurose très-aiguë vers l'intestin. On observera la même réserve pour celles qui seront excessivement volumineuses, et surmontées de paquets variqueux à des hauteurs assez considérables vers l'*S* iliaque du colon; pour les hémorroïdes internes, placées assez haut dans le rectum pour que leur ligature devienne impossible, et les hémorragies consécutives à leur excision, peu susceptibles d'être immédiatement arrêtées par la compression ou la cautérisation; celles qui se trouveront associées à des fistules multiples incurables, à la dégénérescence cancéreuse de la cloison recto-vaginale, de l'utérus, du rectum, au-delà des points où l'excision des parties peut être effectuée, de la vessie, etc ; enfin à toutes les maladies incurables que le traitement chirurgical de la maladie que nous décrivons ne ferait qu'aggraver sans améliorer de ce côté le sort du sujet; il faut également exclure de cette même thérapeutique les hémorroïdes légères constituant à peine une indisposition, à moins toutefois qu'elles ne menacent d'un envahissement plus grave et plus considérable; celles qui déjà sont flétries, en voie de résolution, ou qui se rattachant à des causes mécaniques et temporaires, telles que la pierre, la grossesse, etc., disparaîtront ordinairement avec l'influence qui les a déterminées.

2°. *Indications.*

Pour bien comprendre la thérapeutique des hémorroïdes, nous devons rattacher l'application de tous les moyens qui peuvent en faire partie, à trois indications fondamentales : 1° *Modérer le flux hémorroïdal*; 2° *pallier les accidens relatifs aux tumeurs du même nom*; 3° *détruire complétement ces dernières.*

1° *Modérer le flux hémorroïdal.* — Il faut, avant tout, remonter à la cause principale de l'hémorragie, lorsqu'elle est produite par une compression locale, entretenant la stase du sang dans les hémorroïdes, et, par suite, son évacuation trop considérable. C'est à cette compression qu'il faut spécialement s'adresser, en la diminuant, en la faisant disparaître, lorsqu'elle est accessible aux moyens chirurgicaux.

Si cette hémorragie se rattache aux dispositions générales du sujet, on doit faire concourir dans le traitement des moyens hygiéniques et médicaux appropriés à ces dispositions. Ainsi, chez les sujets scorbutiques frappés d'asthénie, le régime animal, surtout les viandes rouges et fraîches, le vin généreux, les amers, les ferrugineux, etc., etc., pourront devenir très-utiles. Chez les individus pléthoriques, sanguins, la diète végétale, les boissons aqueuses, les bains frais, les limonades acides, nitrées, deviendront avantageux; si la fluxion hémorroïdale s'effectuait avec violence et menaçait les parties congestionnées d'altérations ultérieures, de gonflement trop considérable dans les hémorroïdes, etc., il ne serait pas rationnel de laisser à ces mêmes parties le soin d'évacuer toute la surabondance du sang au milieu des inconvéniens que nous venons de signaler. C'est alors surtout que l'on pourrait très-utilement, par des saignées du bras, rétablir l'équilibre constitutionnel, et diminuer la proportion du flux hémorroïdal, sans craindre aucun inconvénient pour cette réduction. Mais si l'hypérémie générale était beaucoup moins développée, si la fluxion des hémorroïdes s'effectuait avec mesure et servait de contrepoids à l'impulsion circulatoire vers l'encéphale, ou quelque autre organe important, la saignée du bras serait-elle encore indiquée? Nous ne le pensons pas; nous croyons au contraire que le flux hémorroïdal, avec une perte moindre dans la masse du sang, opérant en même temps les deux effets de la déplétion et de la dérivation, sera beaucoup plus avantageux dans la circonstance que nous venons d'indiquer, et devra, par conséquent, repousser l'emploi de ce moyen. Si le sang coulait abondamment, surtout chez un sujet faible, le repos, la situation du bassin dans une position élevée, les affusions froides, la glace pilée, les douches ascendantes, les demi-lavemens froids conseillés par Montègre, même dans les cas de constipation, de spasme du sphincter, le double tamponnement, etc., moyens sur lesquels nous reviendrons en parlant des accidens de l'excision, pourront être employés avec la circonspection et la prudence que leur application exige.

2° *Pallier les accidens relatifs aux tumeurs hémorroïdales.* — Les plus ordinaires, ceux que nous devons spécialement signaler sous ce rapport, sont: 1° *La douleur*. On observe souvent, surtout chez les sujets nerveux, des crises violentes vers les hémorroïdes spécialement caractérisées par les douleurs intolérables dont elles deviennent le siége, avec irradiation vers l'utérus, la vessie, etc., et, dès-lors, ténesme, dysurie, strangurie, etc.; fièvre, insomnie, anxiété continuelle, impossibilité de marcher, de se tenir assis, quelquefois même de conserver une position fixe, sans qu'il existe, du reste, aucune hémorragie, ni même aucun symptôme bien prononcé de congestion vers ces tumeurs. On remédie à cet accident par les demi-bains, les cataplasmes opiacés, les pommades, les lotions narcotiques, et surtout par l'onguent populéum étendu dans la crême de limaçon. L'application du froid réussit encore quelquefois très-bien dans ce cas. 2° Le *gonflement.* Il peut être produit soit par une simple compression mécanique sans mouvement fluxionnaire, sans besoin d'hémorragie, surtout chez les sujets anémiques et cacochymes. Dans ce cas, il faut y remédier, en faisant autant que possible cesser la pression au-dessus des tumeurs hémorroïdales, pour en exercer une artificielle et méthodique sur ces mêmes tumeurs, au moyen des bandages appropriés, lorsqu'elles sont externes; et d'un suppositoire ovoïde à collet très-mince, et perforé dans toute sa longueur, lorsqu'elles sont internes. Ce moyen nous a plusieurs fois réussi, non-seulement pour remplir cette indication, mais encore pour maintenir, comme nous le verrons, des hémorroïdes qui s'échappaient involontairement dans la station bipède et la progression. Ce même gonflement peut être occasionné par la turgescence hémorroïdale, avec hypérémie active et nécessité d'un écoulement sanguin. Dans ce cas, on doit recourir, soit à l'application des sangsues, précisément sur les tumeurs, lorsqu'elles sont externes ou même internes, et poussées à l'extérieur.

M. Récamier préfère ce moyen, « parce qu'il est moins douloureux et suivi d'une évacuation plus abondante ; » Schmucker le préconise également;

toutefois, il ne faudrait pas l'appliquer sur des tumeurs trop élevées dans le rectum; il pourrait alors occasionner des hémorragies intérieures très-graves; soit à l'incision par la lancette ou le bistouri. Paré, Dionis, Petit, donnent la préférence à cette opération; nous la croyons aussi plus sûre, plus prompte, moins pénible, et tout aussi bonne dans ses résultats. Nous l'avons bien des fois employée avec un entier succès, particulièrement dans les hémorroïdes variqueuses. Lorsqu'elles sont récentes, et la plupart en communauté, il suffit d'en ouvrir une ou deux pour vider tout le paquet hémorroïdal. Lorsqu'elles sont anciennes, et presque toujours alors isolées par des phlébites adhésives antérieures, ou bien encore lorsqu'il s'agit de kystes érectiles, on est obligé d'inciser toutes les plus volumineuses, pour obtenir une déplétion suffisante. Enfin, si les poches sont très-larges, et que l'on n'ait pas à craindre le rétrécissement au niveau du bourrelet hémorroïdal, on favorise le retour et la diminution de ces kystes, soit érectiles, soit variqueux, en excisant convenablement les bords de l'incision; opération qui, du reste, ne doit pas être faite sans prudence, et surtout sans nécessité. 3° L'*inflammation*. Lorsque les hémorroïdes sont actuellement le siége d'une phlogose intense, il deviendrait souvent dangereux, même dans l'indication d'une émission sanguine, de les attaquer directement par la lancette ou par les sangsues. On s'exposerait souvent alors à la phlébite suppurative avec tous ses graves inconvéniens. Il vaut mieux, dans ce cas, pratiquer la saignée capillaire dans le voisinage de l'anus, et combattre l'inflammation par le repos, la diète, les boissons tempérantes et les applications appropriées. 4° L'*expulsion involontaire*. Les hémorroïdes internes, surtout chez les sujets débiles, dont le sphincter est peu résistant, le releveur de l'anus et la muqueuse du rectum relâchés, se trouvent habituellement entraînées au-dehors, et par leur propre poids, et par les contractions de l'intestin. Il en résulte alors une gêne continuelle, souvent avec impossibilité de se tenir debout et de marcher. On voit ces sujets sans cesse occupés à repousser les paquets hémorroïdaux faciles à réduire, mais, par cette même raison, très-difficiles à contenir. On peut remédier à cet inconvénient par l'emploi du pessaire ovoïde précédemment indiqué, soit en l'abandonnant à lui-même, soit en maintenant sa tige par un ruban de fil dont les extrémités antérieure et postérieure viennent se fixer aux vêtemens du malade. Mais ce moyen n'est que provisoire, et le cas que nous signalons devient un de ceux qui nécessitent une opération définitive, lorsqu'il n'existe pas de contre-indication. 5° L'*étranglement*. Il peut avoir lieu pour les hémorroïdes externes en partie situées dans l'anus, mais surtout pour les internes, lorsqu'elles ont été chassées par les efforts de la défécation. Chaque selle devient alors un travail des plus pénibles pour le malade. Si l'étranglement est considérable, soit par le gonflement des tumeurs, soit par le spasme du sphincter, la réduction devient souvent très-difficile, et ne peut être obtenue que par un taxis méthodique analogue à celui que l'on met en usage dans les déplacemens herniaires. Si le rectum est en même temps renversé, l'étranglement assez fort pour faire craindre la mortification des parties, le taxis, aidé des moyens appropriés, étant infructueux, il faut débrider latéralement le sphincter au moyen d'un bistouri boutonné. Ce cas est encore un de ceux qui peuvent nécessiter une opération définitive. 6° La *gangrène*. Si les parties sont mortifiées avec établissement d'une inflammation éliminatoire, il faut en favoriser le travail, se borner à l'excision des parties gangrénées, et, par les soins de propreté, les pansemens méthodiques, éviter la résorption sanieuse et purulente.

3° *Détruire complétement les tumeurs hémorroïdales.*

Les considérations précédentes sont de nature à faire naître beaucoup de circonspection dans le traitement définitif des hémorroïdes; mais elles ne doivent pas inspirer une fâcheuse pusillanimité. Si, d'une part, il est des cas où la guérison de cette maladie serait une imprudence et pourrait occasionner des accidens funestes, il en est d'autres où leur abandon aux seules ressources de la nature deviendrait une coupable inaction; le principe d'accidens graves, et quelquefois mortels, que l'on aurait souvent conjuré, s'aborde par un traitement chirurgical hardi, mais prudent et raisonné.

C'est pour éviter ces deux extrêmes, c'est pour atteindre ce but intermédiaire, que nous allons tracer la marche à suivre relativement à cette troisième indication.

Avant de rien entreprendre dans cette intention, le praticien doit s'assurer qu'il n'existe aucune des contre-indications énumérées, que l'état général du sujet se trouve en mesure de supporter sans inconvénient la suppression du flux hémorroïdal, et les parties affectées, dans une disposition qui permet de les soumettre aux opérations nécessaires; amener la constitution du malade, et les organes plus spécialement lésés à ces conditions favorables, par les moyens appropriés, lorsqu'elles ne s'y trouvent pas actuellement; examiner avec soin, comme dans la plupart des grandes opérations, l'état des cavités splanchniques, et surtout apporter beaucoup de circonspection dans les tentatives opératoires, ou même les rejeter complétement chez les sujets atteints ou menacés de congestion encéphalique, de phthisie, de maladie du foie, etc.

Le traitement chirurgical définitif se trouvera surtout indiqué dans les circonstances suivantes, lorsque les médicamens généraux et topiques auront été mis en usage sans résultats suffisans: 1° l'impossibilité de contenir les tumeurs hémorroïdales; 2° les obstacles plus ou moins graves et pénibles qu'elles opposent à la défécation, à la marche, à la station assise; 3° la crainte de leur étranglement, de leur dégénération ultérieure; 4° la cachexie, l'anémie qu'elles occasionnent par les hémorragies dont elles offrent la source; 5° les douleurs nerveuses, l'anxiété, l'insomnie qui les accompagnent; 6° les irritations qu'elles entretiennent dans les viscères abdominaux, et surtout dans le foie, dont les maladies peuvent sans doute occasionner les hémorroïdes, mais dont ces dernières peuvent réciproquement développer les diverses lésions en raison des rapports anatomiques, cet organe devenant, à la circulation de la veine porte, ce que les poumons sont à la circulation veineuse générale.

Toutes les conditions d'une opération se trouvant ainsi précisément déterminées, deux questions restent naturellement à décider : 1° faut-il détruire toutes les tumeurs hémorroïdales? 2° quelles sont les méthodes opératoires, et parmi ces dernières, laquelle doit-on préférer?

Faut-il détruire toutes les tumeurs hémorroïdales? — Hippocrate, comme déjà nous l'avons vu dans ses aphorismes, conseille de respecter l'une des tumeurs, afin de ne pas supprimer entièrement le flux hémorroïdal. Royer, M. Marjolin et plusieurs autres praticiens ont adopté cet avis. Il est évident qu'il s'agit ici d'hémorroïdes anciennes, auxquelles se trouve habituée l'économie, comme à l'influence d'un émonctoire établi depuis long-temps, et dont la destruction entière et soudaine pourrait même dans les cas où l'opération est indiquée, déterminer des accidens consécutifs.

Aëtius, tetr. iv, serm. 2, cap. iv, professe un avis différent : « Après avoir réglé le régime et « saigné le malade, il faut extirper les hémorroïdes, « et n'en laisser absolument aucune, parce qu'il « est possible d'atteindre la fin qu'on se propose, « et de conserver en bonne santé ceux que l'on « opère ainsi par un bon régime et par la saignée « pratiquée à propos. »

Gorter, *Comment. in aphor.* 12, lib. vj, exprime ainsi son opinion : « Si nous guérissons toutes les « hémorroïdes, nous ouvrons la porte à beau- « coup de maladies; si nous ne les guérissons « pas, il s'engendre des fistules. Il faut donc « prendre un juste milieu : les guérir toutes, mais « l'une après l'autre, pour ne produire aucun chan- « gement subit, et combattre en même temps les « causes générales. »

Si nous cherchons la vérité au milieu de ces opinions contradictoires, nous sentons bientôt que toute la solution du problème se trouve dans l'utilité ou l'inutilité des hémorroïdes, pour le sujet que l'on doit opérer. Nous pensons dès-lors qu'il faut, dans cette circonstance, bien distinguer celles qui sont produites par hypérémie constitutionnelle, avec fluxion locale, de celles que déterminent une pression mécanique, une maladie bornée à la partie lésée, et qui ne sont plus alors l'expression du besoin d'une évacuation sanguine périodique.

Des faits nombreux, publiés dans plusieurs thèses d'Allemagne, d'Angleterre, de France, et dans la plupart des cliniques chirurgicales, prouvent qu'à ce dernier état du moins, et dans les circonstances que nous avons précisées, on peut guérir complétement les hémorroïdes sans aucun danger.

Toutefois, il faut choisir pour ces opérations le moment où la maladie locale n'est pas exaspérée, et les intermittences de la fluxion, lorsqu'elle se reproduit périodiquement. C'est ici le lieu d'établir ce grand principe émis par M Cruveilhier, relativement aux solutions de continuité, sur lesquelles on se proposerait d'agir par une opération. « Je crois que l'on devrait établir comme « loi chirurgicale, le précepte de ne jamais tou- « cher à une plaie; lorsqu'elle est encore sous le « coup d'une inflammation violente. Indépendam- « ment des douleurs excessives qui en résultent, « on s'expose à transformer en suppuratives les « inflammations adhésives qui ont eu lieu, et évi- » demment les veines participent à cette trans- » formation comme les autres tissus. » *Anat. path.* 11e livrais. — Nous pensons en effet que si l'on opérait les hémorroïdes aetuellement enflammées, on pourrait exposer le malade aux accidens indiqués. La prudence veut que l'on détruise d'abord l'inflammation, avant de passer à l'application de l'une ou de l'autre des méthodes opératoires qui vont maintenant fixer notre attention.

Quelles sont les méthodes opératoires applicables au

traitement des hémorroïdes, et, parmi ces méthodes, laquelle doit-on préférer? — Au nombre des méthodes opératoires applicables au traitement des hémorroïdes, nous devons spécialement énumérer : 1° *l'incision*; 2° *la rescision*; 3° *la compression*; 4° *la cautérisation*; 5° *la ligature*; 6° *l'excision*. Chacune d'elles pouvant offrir ses avantages et ses inconvéniens, nous devons les étudier d'une manière isolée, préciser les circonstances de leur application, indiquer les accidens qu'elles peuvent occasionner, et les moyens de remédier à ces derniers. Mais, avant d'entreprendre ces détails, établissons les principes chirurgicaux communs à toutes ces méthodes, afin d'éviter des répétitions fastidieuses : 1° S'il existait inflammation, la détruire d'abord par les fumigations, les lavemens, les demi-bains, les pommades, les cataplasmes émolliens, le repos, le régime et les boissons tempérantes, quelquefois même par la saignée, une ou plusieurs applications de sangsues; 2° Si la douleur était très-vive, la calmer par les pommades, les suppositoires avec la crême de limaçon, le beurre de cacao, auxquels on peut unir le safran, l'onguent populéum, la belladone, la morelle, la jusquiame, l'opium, etc. 3° Dans tous les cas, préparer le malade par le repos, le régime, et, quelques heures avant l'opération, par l'administration d'un lavement émollient; 4° Si les hémorroïdes sont internes, et surtout si l'on choisit une méthode qui doit intéresser leurs tissus, porter profondément dans le rectum, d'après le conseil de Petit, de M. Dupuytren, etc., un fort tampon de charpie garni d'un long fil ciré, enduit de cérat ou de blanc d'œuf, et devant servir à deux objets importans : l'attraction des hémorroïdes à l'extérieur, et plus tard le double tamponnement, si l'hémorragie primitive ou consécutive rend son application nécessaire; 5° Situer le malade au bord de son lit, comme pour l'administration d'un lavement ou pour l'opération de la fistule à l'anus; 6° Enfin préparer d'avance tous les instrumens nécessaires à l'opération, de plus ceux qui pourraient le devenir dans les divers accidens à redouter, et les pièces d'appareil appropriées au pansement.

Incision.

Cette méthode consiste à faire sur les tumeurs hémorroïdales avec la lancette ou le bistouri, suivant le volume de ces tumeurs, des incisions linéaires ou cruciales auxquelles Petit recommande expressément de donner assez d'étendue pour éviter l'épanchement du sang dans le tissu cellulaire ambiant. Ambroise Paré, Dionis, Petit, retiraient ensuite les caillots, comprimaient les tumeurs, et quelquefois terminaient par la cautérisation. L'incision n'offre pas d'accidens graves à redouter; mais il faut dire aussi qu'elle ne présente pas de grands avantages relativement à la cure définitive des hémorroïdes; et si quelquefois on a vu ces tumeurs, après leur ouverture, se flétrir et disparaître, ce n'est pas ainsi qu'elles se comportent, du moins dans la majorité des cas où les kystes se remplissent de nouveau dans un temps plus ou moins court, où l'incision devient par conséquent un moyen provisoire et simplement palliatif.

Rescision.

Dans cette méthode, surtout employée par Dufouart l'aîné, l'opérateur se borne à l'ablation d'une certaine partie de la tumeur, soit en l'attaquant directement avec des ciseaux courbes, soit en enlevant, au moyen des pinces et du bistouri, les bords de l'incision primitivement effectuée. Cette opération, dont les résultats favorables se bornent à peu près à ceux de la première méthode, offre des inconvéniens assez graves, et notamment l'hémorragie à laquelle elle expose plus que l'incision; la phlébite dans les hémorroïdes variqueuses; la dégénération dans les tumeurs érectiles, accidens qu'il est souvent difficile de prévenir, et dont les désordres ultérieurs ne peuvent que difficilement être calculés : tels sont les motifs de l'exclusion de cette méthode, comme appartenant au traitement curatif des hémorroïdes, et les raisons qui doivent borner son application à quelques tumeurs indolentes, volumineuses, circonscrites, sans complication, sans communication vasculaire importante, dont elle produira du moins la diminution chez les sujets pour lesquels plusieurs des raisons indiquées ne permettent pas de recourir aux opérations définitives.

Compression.

M. Dupuytren s'exprime ainsi relativement à ce moyen, *Leç. or.*, tome Ier, p. 346 : « On conçoit qu'on pourrait atrophier, flétrir les hémorroïdes par la compression ; mais le lieu ne lui est point favorable : aussi est-elle abandonnée. » Cette exclusion n'est-elle pas un peu trop absolue? Si les hémorroïdes sont externes, on pourrait, au moins dans certains cas où leur ablation est contre-indiquée, les atrophier par des compressions, sinon continues, au moins intermittentes, en utilisant les progrès actuels de la mécanique à la confection de certains appareils appropriés. Si les tumeurs sont internes, l'emploi du suppositoire ovoïde, que nous avons déjà fait connaître, offrirait encore d'assez bons résultats. M. Caron-Duvillars nous assure avoir guéri plusieurs malades au moyen d'un instrument de ce genre à double renflement ; et comme d'ailleurs cette méthode n'offre pour inconvénient que les difficultés de son application, les perfectionnemens dont elle est susceptible nous présenteront peut-être un jour des ressources d'autant plus précieuses, qu'il s'agira de malades chez lesquels tous les autres moyens chirurgicaux se trouveront alors positivement contre-indiqués. Cette compression serait-elle applicable au-dessus et au-dessous des hémorroïdes variqueuses, comme vient de l'employer M. Breschet, avec d'assez beaux résultats, dans la cirsocèle et la varicocèle? Les faits ne répondent point encore à cette question. Toutefois, nous devons ajouter qu'ainsi pratiquée, la compression ne serait plus aussi dégagée d'accidens que pour le premier mode, et qu'elle pourrait entraîner ceux que tout à l'heure nous reprocherons à la ligature, puisqu'ils ont plusieurs fois accompagné son usage sur les veines du cordon spermatique et du scrotum, comme l'ont prouvé plusieurs faits moins heureux dans la pratique de l'habile chirurgien que nous venons de citer.

Cautérisation.

Les anciens et même quelques modernes ont préconisé la cautérisation dans le traitement des hémorroïdes. Celse dit à cette occasion : « Toute varice nuisible se consume par le cautère actuel ou se retranche par le moyen du scalpel. » Moreau prétend avoir plusieurs fois, avec avantage, porté le cautère cutellaire sur des bourrelets hémorroïdaux qui sortaient par l'anus ; d'autres ont employé les caustiques de différente nature : ces derniers sont aujourd'hui généralement abandonnés. Nous en dirons autant de la cautérisation même avec le fer rouge employé comme seul moyen de traitement. En effet, sans parler des douleurs excessives de son application, et la nécessité d'y revenir plusieurs fois pour effectuer l'entière destruction des tumeurs lorsqu'elles offrent un certain volume, on les voit toujours occasionner des réactions inflammatoires, violentes, et quelquefois des suppurations longues, de mauvaise nature, dont il est facile de prévoir tous les dangers. Mais comme accessoire de l'excision pour détruire quelques parties des tumeurs que l'instrument tranchant ne devait pas attaquer, et surtout pour prévenir ou combattre les hémorragies consécutives à cette excision, la cautérisation par le fer rouge seulement peut offrir des avantages incontestables, et que nous allons bientôt apprécier.

Ligature.

Très-anciennement pratiquée, puisque Hippocrate la faisait avec un fil de laine, cette opération, qui d'abord ne semble pas offrir beaucoup d'accidens à redouter, qui surtout n'est accompagnée ni suivie d'hémorragie grave, et devient moins effrayante pour les malades que celles dans lesquelles on emploie le fer ou le feu, présente cependant plusieurs inconvéniens majeurs qui ne permettent pas de l'adopter sans examen. D'abord, elle ne peut être employée que pour les hémorroïdes saillantes, et surtout pédiculées, d'un volume peu considérable, nonobstant le conseil donné par quelques praticiens de comprendre les grosses tumeurs dans plusieurs ligatures, après avoir traversé la base de ces mêmes tumeurs au moyen d'une aiguille chargée de porter les différens liens. Ensuite elle peut occasionner les douleurs et toutes les suites fâcheuses de l'étranglement; enfin, déterminer la phlébite et ses conséquences, comme on l'a bien démontré surtout dans ces derniers temps. MM. Danse, Breschet, Travers, Briquet, etc., nous ont signalé des exemples d'accidens mortels après la ligature des veines. Ces faits ne doivent pas être perdus, lorsqu'il s'agit d'apprécier les avantages ou les inconvéniens de la ligature dans le traitement des hémorroïdes variqueuses surtout.

M. Briquet, *Dissertation sur la phlébectasie*, page 63, rapporte l'observation suivante. « Haiz, âgé de dix-sept ans, constitution lymphatique, garçon de café, portait à la jambe droite des veines variqueuses dont le développement datait de trois ans, et qui ne déterminaient d'autre inconvénient que celui de la fatigue dans la marche. Depuis trois mois il porte un ulcère à cette même jambe. Entrée à la Pitié le 5 janvier 1823. Paquet de varices situé autour du mollet de la jambe droite; on n'en voit pas d'autres sur aucune partie; ulcère calleux au-dessus de la malléole; léger gonflement à la partie inférieure du membre. Le 7, ligature de la veine au niveau du genou; la constriction a été douloureuse. Le 9, rougeur au-dessus de la plaie sur le trajet du vaisseau, dans une longueur de cinq pouces, sur une largeur de dix à douze lignes; légère tuméfaction à la plaie; rien au-dessous de la ligature. Saignée, diète, boissons adoucissantes, topiques émolliens. 10 et 11, face animée, langue rouge, contractée ; soif vive, respiration fréquente, pouls fort précipité, coloration rouge de tout le corps. Seconde saignée. 12, (S) état de stupeur, langue sèche et brune au centre, sensibilité extrême à l'épigastre, diarrhée, délire, rougeur en ruban à la partie interne de la cuisse. (Trente sangsues à l'épigastre) 13, délire continuel, soubresauts des tendons, prossration complète. Le soir mort dans un état d'asphyxie. »

A l'autopsie, on a trouvé des traces d'injection vers les méninges, la substance cérébrale, les poumons gorgés de sang, des caractères inflammatoires dans l'estomac, le cœur mou, flasque, facile à déchirer, jaunâtre et comme cuit ; une rougeur foncée des oreillettes et surtout de la droite, leurs cavités pleines de sang, les ventricules, le droit particulièrement, rouges à l'intérieur ; les veines-caves tendues, gorgées de sang, d'un rouge cramoisi; les divisions de la veine-porte, les veines des membres dans un état d'hypérémie semblable, et excepté la saphène gauche, qui, à la jambe, est parfaitement blanche; la veine saphène droite qui a été liée, est également rouge, elle n'offre ni épaississement, ni exudation albumineuse, la ligature est détachée, la veine béante ; les vaisseaux subjacens aux fils sont remplis d'un sang noir coagulé. L'auteur ajoute : « Cet état est-il une inflammation des vaisseaux ? cela est probable, mais point encore certain... Sur un second sujet on a trouvé une inflammation plus évidente des vaisseaux, puisque la saphène à la cuisse était recouverte d'une couche albumineuse. »

Dance, *De la phlébite en général*, p. 102, s'exprime ainsi relativement aux influences qui, le plus souvent, occasionnent cette inflammation « Les » causes les plus ordinaires de la phlébite, sont » des lésions qui agissent sur la membrane interne » des veines, soit en altérant directement son tissu : telles sont les piqûres, la section, l'excision, la ligature ou la compression, la distension, la contusion, le déchirement de ces vaisseaux; soit en permettant le contact des matières » âcres et irritantes. » D'après ces faits, il est évident que l'on doit ajouter aux accidens de l'étranglement, déjà depuis long-temps reprochés à la ligature, ceux de la phlébite, à peine soupçonnés avant les travaux des pathologistes modernes.

Kirby rapporte que de deux malades ainsi opérés, l'un fut en danger de perdre la vie, et l'autre périt au milieu des accidens du tétanos.

J.-L. Petit, qui d'abord avait plusieurs fois employé cette méthode avec succès, finit lui-même par y renoncer, plusieurs cas malheureux étant venus lui révéler quelques-uns des graves inconvéniens que nous venons de signaler. Boyer, *Trait. des mal. chirurg.*, t. x, p. 73, raconte ainsi deux de ces cas : « Une femme à qui J.-L. Petit avait » lié trois hémorroïdes dont le pédicule était étroit » et la position favorable au succès de cette opé-

» ration, ne ressentit pas d'abord beaucoup de dou-
» leurs. Cinq heures après elle fit dire à Petit qu'elle
» éprouvait des coliques qui s'étendaient le long
» du colon. Elle fut saignée quatre fois sans être
» soulagée; à la fin il coupa les ligatures, qui ne
» pouvaient plus être relâchées, tant elles étaient
» enfermées profondément dans l'épaisseur des
» parties tuméfiées. Les douleurs s'apaisent en
» peu de temps : les ligatures n'étaient restées que
« vingt-quatre heures. Cependant les hémorroïdes
» étaient devenues noires, et la peau se trouvait
» coupée à leur base. Petit les emporta sans qu'il
» y eût la moindre effusion de sang.

» Un autre malade auquel on avait pareillement
» lié des hémorroïdes, ne put être sauvé quoiqu'on
» eût coupé les ligatures vingt-quatre heures après
» leur application. Les nausées, les hoquets, les
» vomissemens et les douleurs excessives qui étaient
» promptement survenus, n'avaient pu être cal-
» més par les saignées, les boissons et les topi-
» ques calmans. Ces symptômes durèrent avec la
» même intensité après qu'on eût coupé les liga-
» tures, et le malade mourut à la fin du deuxième
» jour. Petit compare ces symptômes à ceux d'un
» étranglement d'intestin. »

Nonobstant les éloges que Pott accorde à la ligature, en la regardant comme préférable à l'excision, nous pensons que, dans le plus grand nombre des cas, elle présente une méthode souvent difficile à mettre en pratique, surtout pour les hémorroïdes internes, dangereuse par ses effets, et tout au plus applicable aux hémorroïdes externes, pédiculées, chez des sujets craintifs, et qui refusent absolument de se soumettre à l'action des instrumens tranchans.

Excisïon.

Aëtius, Paul d'Egine, Avicenne, Albucasis, etc., l'ont décrite, Fallope, Severin, Sabatier, Boyer, M. Dupuytren et la plupart des chirurgiens modernes l'ont pratiquée avec des succès qui, de nos jours, lui font donner la préférence par le plus grand nombre des pathologistes, bien qu'elle ne soit pas toujours affranchie d'accidens primitifs ou consécutifs assez graves, et que nous signalerons bientôt. Mais, d'un autre côté, la facilité, la promptitude, la sûreté de son exécution, la possibilité de débarrasser le sujet dans une seule fois des tumeurs dont il est affecté, suffisent pour donner à cette méthode une prééminence méritée sur toutes celles que nous venons d'énumérer.

Cette opération consiste à faire, au moyen de l'instrument tranchant, l'ablation entière des tumeurs hémorroïdales. Les chirurgiens diffèrent sur la nature des instrumens, et du procédé que l'on doit mettre en usage. Samuel Cooper, Sabatier, Jean-Louis Petit, se servent d'un bistouri, de pinces à disséquer, et donnent le précepte de séparer la peau des parois du kyste, pour la conserver autant que possible, accordant à ce procédé l'avantage de laisser moins de douleur dans les plaies, de ne pas autant exposer aux hémorragies, et surtout aux rétrécissemens consécutifs de l'anus. Abernethy se sert des ciseaux, et donne à ses incisions une direction parallèle à celle de l'intestin. Ware les emploie surtout pour l'excision des hémorroïdes les plus douloureuses. Quelques chirurgiens ont conseillé l'usage des ciseaux peu tranchans, afin de mâcher les tissus, et d'avoir moins à redouter l'hémorrhagie. Nous croyons ce précepte défectueux; car, si d'un côté l'on diminue les chances de l'écoulement sanguin, de l'autre on augmente celles de l'inflammation, de la phlébite surtout; on prolonge, on aggrave les accidens de la suppuration. M. Dupuytren décrit ainsi le procédé qu'il emploie, *Leçons orales*, t. Ier, p. 348 : « On saisit le bourrelet avec des » pinces à large mors. Pendant qu'un aide écarte » les fesses, et avec des ciseaux longs, courbes » sur le plat, et dont le modèle a été donné par » nous, dans quelques coups les tubercules sont » excisés. Cette manœuvre offre peu de difficultés. » Nous avons pour règle de conduite de n'exciser » qu'une portion de la tumeur saillante au dehors; car si on l'enlevait en totalité, on s'exposerait à de graves hémorragies et à un rétrécissement consécutif de l'anus. En agissant ainsi, » on laisse en apparence une masse assez considérable à la marge de l'anus, qui pourrait faire » croire que l'on n'a point emporté une quantité

» suffisante du bourrelet; mais avec la cicatrisa-» tion, tout rentre dans l'ordre, et l'ouverture re-» vient à l'état normal. » Ce procédé nous paraît applicable à la grande majorité des cas qui réclament l'excision.

Le malade étant primitivement évacué par les laxatifs, un lavement, placé dans la situation que nous avons indiquée, le chirurgien doit avant tout bien établir si les tumeurs qu'il se propose d'exciser, sont externes ou internes. En effet, «Petit rapporte qu'un malade avait des hémorroïdes que l'on jugeait extérieures, quoiqu'elles ne le fussent pas, et qu'elles n'eussent été que poussées au dehors. A peine furent-elles coupées, que la peau qui les soutenait rentra, il se fit une hémorrhagie intérieure, à laquelle on ne put remédier, et qui fit périr le malade en moins de cinq heures. Le rectum et le colon furent trouvés pleins de sang noir et coagulé.» Sabatier, tome III, page 235. Si les tumeurs sont externes, il nous paraît avantageux de les disséquer, comme le recommande Petit, surtout quand elles sont multipliées. Leur excision doit se faire autant que possible en suivant la direction rayonnée des plis de l'anus. Si les tumeurs sont internes on en provoque l'expulsion au dehors, en recommandant au sujet de pousser comme dans la défécation, en le plaçant sur la vapeur de l'eau chaude, et, dans le cas d'insuffisance, en les attirant extérieurement au moyen du tampon que déjà nous avons indiqué. L'excision de ces tumeurs que l'on saisit avec la pince ou l'érigne double, peut être faite au moyen des ciseaux courbés sur le plat, sans dissection préalable, celle-ci devenant plus difficile, et le rétrécissement étant d'ailleurs moins à redouter dans cette partie du rectum. Boyer craignant, lorsqu'il existe plusieurs tumeurs à exciser, que l'action de l'instrument sur l'une d'entre elles ne fasse remonter les autres, conseille de les accrocher avant l'opération, au moyen de plusieurs anses de fil dont on les traverse avec l'aiguille, et qui les maintiennent extérieurement jusqu'à l'achèvement complet de l'opération. Ce procédé peut offrir des avantages lorsque les tumeurs sont distinctes, en grand nombre, que l'opération doit être longue, laborieuse; mais il deviendrait inutile et même nuisible en compliquant cette opération, lorsqu'il existe un simple bourrelet dont les tubercules doivent être promptement excisés. S'il existe en même temps deux bourrelets hémorroïdaux, l'un interne, l'autre externe, que tous les deux soient opérables, il faut commencer par l'excision de l'interne, et terminer par l'externe. Une conduite opposée rendrait souvent l'ablation du premier inexécutable. Si le bourrelet interne est peu considérable ou situé très-haut, on peut se borner à l'excision de l'externe, d'autant mieux que le rétrécissement anal consécutif à cette opération garantira presque toujours le sujet des inconvéniens ultérieurs de l'expulsion des hémorroïdes internes et de la chute du rectum.

Des exemples assez nombreux de guérison par cette méthode, prouvent les avantages et les succès que l'on en peut attendre. Nous citerons seulement les suivans.

« M. Joseph Curseh, âgé de quarante-huit ans, Polonais d'origine, chantre à Amsterdam, éprouvait depuis plusieurs années des difficultés pour rendre les fèces. Ces difficultés étaient causées par la présence d'hémorroïdes internes dont l'ensemble présentait le volume d'un œuf de poule. Lors de la défécation, elles sortaient, mais elles éprouvaient bientôt un étranglement très-douloureux et ne pouvaient être réduites qu'avec une grande peine. Ces tumeurs n'étaient point accompagnées d'un flux habituel, ni périodique; seulement, lorsque le malade éprouvait de la constipation, les excrémens durcis occasionnaient par leur pression une érosion qui donnait lieu à un léger écoulement de sang. M. Dupuytren excise les tumeurs au nombre de trois, successivement amenées au dehors. Ce qu'il y a de remarquable, c'est que, malgré le volume considérable de ces tumeurs, l'excision ne donna lieu qu'à un écoulement de sang minime; qu'on n'eut pas besoin de recourir à la cautérisation, et que trois semaines après, le 19 novembre 1824, le malade se trouva parfaitement guéri. Revu vers cette époque, en

1825, il jouissait d'une bonne santé, n'offrant aucune récidive de sa première altération. » Lemaire, *Dissertation sur les hémorroïdes*, 1829, p. 24

« Un courtier de commerce portait depuis bien des années des hémorroïdes internes et externes, dont il était de plus en plus incommodé. Il en était venu au point de ne pouvoir faire soixante pas sans être forcé de s'arrêter, et d'appuyer son derrière contre une borne, pour se soulager momentanément de ses douleurs. Se voyant forcé de suspendre ses occupations, et voulant à tout prix se conserver la faculté de pourvoir aux besoins de ses nombreux enfans, il consulte M. Dupuytren, qui reconnaît un double bourrelet hémorroïdal, ayant en tous sens un diamètre de deux pouces et demi; du sang et du pus s'en écoulent sans cesse; la dégénérescence squirrheuse paraît imminente. L'excision est faite, on cautérise quelques vaisseaux, et le douzième jour le malade était parfaitement guéri. » (*Leçons orales*, tom. 1er, p. 367.)

L'excision des hémorroïdes n'est point en elle-même une opération difficile, et qui doive exercer beaucoup le génie du chirurgien. Il n'en est pas de même des accidens qui peuvent compliquer cette opération, et sur lesquels nous devons, par conséquent, nous arrêter avec toute l'attention qu'ils méritent. Au nombre des principaux, nous citerons : 1° l'hémorragie, 2° la douleur, 3° la constipation, 4° la dysurie, 5° l'inflammation, 6° le rétrécissement consécutif de l'anus. Nous ne parlerons pas, en effet, ici de la perforation de l'intestin, des fistules stercorales, de la dégénération squirrheuse du rectum, etc.; ces accidens étant les uns dépendans d'une opération mal faite, les autres inhérens à de fâcheuses prédispositions générales ou locales, dont cette opération n'a pas été capable de prévenir le développement, et qui, déterminés, forment des maladies étrangères à notre sujet.

1°. *Hémorragie.* —De tous les accidens que l'on a le plus à redouter après l'excision des bourrelets hémorroïdaux, surtout internes; c'est assurément l'hémorragie consécutive, tant par sa fréquence que par les dangers imminens auxquels on la voit souvent exposer les opérés. En effet, sous le premier rapport, M. Dupuytren assure, d'après un grand nombre d'observations, qu'elle survient chez les deux cinquièmes des malades; et, sous le second, des faits cités par J.-L. Petit, Sabatier, et plusieurs autres praticiens, démontrent que cette hémorragie peut quelquefois occasionner la mort, nonobstant l'emploi des moyens mis en usage. C'est presque toujours quelques heures après l'opération que l'on voit survenir ces fâcheux accidens; il est dès-lors indispensable de surveiller exactement l'opéré pendant tout le temps nécessaire à l'éloignement de cette inquiétude, il faut même dans certaines circonstances, comme nous le verrons, prévenir cette hémorragie par l'application d'un moyen très-énergique. L'écoulement du sang n'étant pas ordinairement extérieur, après l'excision des hémorroïdes internes, et le malade pouvant succomber à son accumulation dans le gros intestin, nous devons tracer nettement les caractères particuliers auxquels on reconnaîtra cette hémorragie intérieure, nous en emprunterons la majeure partie aux observations de M. Caillard, chirurgien très-distingué, qui s'est trouvé dans la position de voir et de combattre un grand nombre de ces accidens.

Outre les caractères communs de l'hémorragie, nous observerons les suivans comme distinguant positivement celle du rectum : quatre à cinq heures après l'opération, souvent même à l'instant où le malade semblait dans un état de calme parfait, on voit se développer une série de phénomènes alarmans, auxquels on peut assigner deux phases principales, 1° anxiété, agitation, inquiétude, pressentimens funestes, frissons, nausées, sueurs froides, convulsions dans les membres, sentiment de chaleur ascendante vers le rectum, coliques, ténesme, développement de la sensibilité abdominale, surtout vers le flanc et la fosse iliaque gauches; gonflement de ces parties, pouls irrégulier, ralenti d'abord, ensuite petit, fréquent, filiforme, respiration anxieuse, pâleur du visage, tintement, bourdonnemens d'oreilles, vertiges, syncopes; la mort peut alors survenir si l'épanchement intérieur est assez considérable, et si le malade n'est pas secouru. 2° Dans la seconde phase des accidens, augmentation du ténesme, effort violent et fréquent pour aller à la selle, expulsion d'une grande quantité de sang ordinairement en caillots noirâtres, soulagement immédiat, seulement un peu d'affaissement, calme trompeur, quelques heures après, renouvellement de tous les symptômes précédens, désespoir, discours sinistres, angoisses physiques et morales portées au dernier point, nouvelles évacuations de sang, le malade peut encore succomber à cette hémorragie qui devient alors externe, si des moyens décisifs ne sont pas immédiatement employés.

Au nombre de ces derniers, on doit compter les lavemens froids; l'introduction d'un suppositoire de glace dans le rectum, en le poussant complétement dans l'intestin et le renouvellant toutes les cinq, dix ou quinze minutes; les astringens par cette voie, les affusions, les applications froides sur les cuisses, l'hypogastre, la partie postérieure du bassin, etc.; mais parmi ces moyens, on doit surtout noter comme beaucoup plus sûrs encore dans leur emploi, le tamponnement et la cautérisation.

Le *tamponnement* peut s'effectuer de trois manières : au moyen du double tampon, comme le faisait J. L. Petit, en poussant entre les deux fils du tampon supérieur, introduit dans le rectum, comme déjà nous l'avons dit, une quantité de charpie suffisante pour remplir cet intestin, foulant ainsi de bas en haut, tandis que le tampon supérieur presse de haut en bas, la compression devient latérale, et dans un grand nombre de cas, suffit pour arrêter l'hémorragie. On conçoit que le premier tampon doit être porté à quelques pouces au-dessus du siége de l'hémorragie, mieux vaudrait en effet, exagérer cette élévation du tamponnement, que de l'effectuer au-dessous du point indiqué; dans ce dernier cas en effet, loin d'être avantageux, il deviendrait funeste, et le malade succomberait d'autant plus certainement aux accidens de l'hémorragie interne, que le moyen employé pour la combattre, viendrait inspirer une fausse et déplorable sécurité. Ce tamponnement peut encore être effectué au moyen d'une vessie poussée dans le rectum, et bourrée de charpie, comme plusieurs praticiens, et surtout M. Dupuytren, l'ont souvent fait avec succès; par une compresse carrée, dont les coins sont retenus à l'extérieur, et qui sert à recevoir la charpie, comme la vessie dont nous venons de parler; procédé mis en usage avec des résultats heureux, par Desault, Boyer, etc. Il faut, dans tous les cas, soutenir par un bandage approprié, les pièces du tamponnement, qui toujours ont beaucoup de propension à s'échapper sous l'influence des efforts involontaires de défécation.

La *cautérisation* avec le fer rouge, employée par les anciens à la destruction des hémorroïdes, et sous ce point de vue rejetée de la pratique chirurgicale par les modernes, peut servir puissamment comme moyen hémostatique, non-seulement contre les hémorragies excessives, développées dans les tumeurs hémorroïdales, mais encore pour conjurer sûrement celles qui suivent l'excision de ces tumeurs. Scultet, *Arsenal de chirurg.* p. 217, rapporte qu'un noble Vénitien, âgé de 26 ans, fut attaqué de tumeurs hémorroïdales externes, qui dès leur première apparition, donnèrent lieu à une telle hémorragie, qu'il ne put la modérer par aucun moyen, en sorte que voyant le malade à l'extrémité, près de succomber, il cautérisa tous les tubercules, et le sujet guérit parfaitement. Nous citerons plusieurs observations de M. Dupuytren, qui démontreront l'utilité de ce moyen. Si les hémorroïdes sont externes, la cautérisation est facile avec un instrument olivaire, cutellaire ou nummaire suivant les cas. Lorsqu'elles sont internes, il faut agir immédiatement après l'apparition de l'hémorragie et l'expulsion des caillots sanguins; on peut ici rencontrer des difficultés assez positives, on doit chercher d'abord à faire sortir les points du rectum sur lesquels a porté l'excision hémorroïdale, soit en faisant pousser le malade, en introduisant les doigts en forme de crochet, soit en ramenant cette partie au moyen d'un tampon primitivement porté au-dessus et doucement retiré par les fils qui servent à le fixer, on cautérise immédiatement comme dans le cas précédent, mais s'il est impossible d'obtenir cette expulsion, il faut aussitôt placer dans l'anus un spéculum univalve, portant une fente de quelques lignes dans toute sa longueur et toute son épaisseur; parcourant l'intestin dans un mouvement de rotation lente et modérée, tomber successivement par cette fente sur les différentes sources de l'hémorragie que l'on touche convenablement avec un cautère actuel dont la forme et l'épaisseur répondent à la largeur de la fente indiquée. Le cas étant urgent, si le malade effrayé se refusait à la cautérisation, il faudrait l'y soumettre par la force, et ne le pas laisser périr victime d'une faiblesse qu'il sera le premier à condamner après cette application. Il ne s'agit plus en effet ici d'une opération sur l'adoption de laquelle un malade peut avoir son libre arbitre, mais d'une opération commencée, dans laquelle il doit obéissance passive, d'une opération qui devient le domaine de l'art, du chirurgien, puisque l'un et l'autre sont désormais responsables des accidens qu'elle peut entraîner, surtout lorsque ces derniers ont été la conséquence du défaut d'application des moyens appropriés à leur destruction.

Frappés, d'une part, du grand nombre des hémorragies souvent très-fâcheuses que l'on observe après l'excision des hémorroïdes, et, de l'autre, de la puissance du cautère actuel pour en arrêter les progrès, plusieurs praticiens distingués ont soulevé cette question grave dans la circonstance qui nous occupe, savoir : *si l'on ne devrait pas, après cette excision, appliquer immédiatement le cautère actuel sur les points intéressés*. Sabatier va même plus loin, comme nous le verrons dans cette citation : *Médec. opérat.*, tome III, p. 682. « Peut-être réussirait-on aussi bien en entamant le bourrelet hémorroïdal avec un cautère en forme de couteau rougi au feu ; du moins on n'aurait point d'hémorragie à craindre, et l'on pourrait même compter sur le dégorgement de la partie malade et sur son resserrement, de manière qu'elle ne pût se déplacer de nouveau. »

M. Dupuytren, *Leç. oral.*, tome 1, p. 351, aborde ainsi le sujet qui nous occupe : « M. le docteur Marx m'a posé la question de savoir si l'on ne devrait pas cautériser toujours, et dans tous les cas, immédiatement après l'opération, plutôt que de courir les chances d'une hémorragie interne qui présente les graves dangers que nous avons signalés : je le crois....... La question serait de décider si les inconvéniens de la cautérisation l'emportent sur les dangers auxquels les malades sont exposés par suite de l'hémorragie, or on m'a fait observer qu'on ne saurait établir aucune espèce de parité entre eux, que l'inflammation, la tuméfaction, l'irritation, qui se propagent au rectum, aux organes urinaires après la cautérisation, cèdent généralement aux moyens simples que j'ai indiqués, et n'ont jamais donné lieu à des suites funestes ; que l'hémorragie interne, au contraire, met constamment la vie du malade dans un danger imminent..... J'avoue que ces considérations me paraissent justes, et qu'elles nous amèneront sans doute à modifier la conduite que nous avons suivie à cet égard jusqu'à ce jour. » M. Carron Duvillards, dans la note qu'il nous a communiquée sur cet objet, admet des principes tout différens. « Je pense que la cautérisation incandescente après l'extirpation des hémorroïdes étranglées ou hypertrophiées, posée comme règle générale de traitement, est entachée d'une exagération remarquable, parce que, dans tous les cas, le flux du sang n'est pas assez considérable pour nécessiter un moyen aussi douloureux, et qui entraîne toujours après lui une suppuration fort abondante produite par la chute des escarres. En effet, dans un grand nombre d'extirpations d'hémorroïdes dont j'ai été témoin, et dans quelques-unes que j'ai pratiquées moi-même, j'ai toujours vu qu'un tamponnement méthodique arrêtait sans retour et sans douleur l'écoulement du sang. »

Nous croyons qu'entre ces opinions extrêmes il existe un moyen terme que le praticien devra choisir pour utiliser les ressources puissantes d'une application thérapeutique dont il faut savoir user au besoin, mais dont il ne faut pas sans nécessité généraliser et multiplier l'emploi. Nous pensons dès-lors que, pour toutes les hémorroïdes externes, on doit rejeter l'application immédiate du cautère actuel après l'excision; que, pour les hémorroïdes internes simples, peu nombreuses, excisées dans les parties saines, facilement expulsées au-dehors, s'accompagnant d'un certain degré de relâchement de la muqueuse du rectum, affectant un sujet adulte, courageux, et duquel on peut ultérieurement obtenir la résignation de se soumettre à toutes les manœuvres exigées pour la cautérisation, lorsqu'elle deviendra nécessaire, il ne convient pas non plus d'en user comme d'un moyen préventif d'hémorragie; les accidens qu'elle peut entraîner, la complication qu'elle introduit dans la méthode opératoire, ne se trouvant point compensés par les avantages que l'on voudrait lui reconnaître dans ces deux cas; si l'on avait d'ailleurs la crainte ultérieure d'une hémorragie interne, on pourrait laisser dans la partie supérieure du rectum un tampon d'attente portant des fils maintenus à l'extérieur; il servirait à rendre l'hémorragie externe, ou du moins à la circonscrire dans le rectum, et, plus tard, à la compression sur les parties affectées, si l'écoulement du sang persistait. Mais si l'on excise des hémorroïdes compliquées d'un certain degré d'altération du rectum, nombreuses, volumineuses, sans chute de l'intestin, sortant difficilement à l'extérieur, situées dans un point très-élevé, s'accompagnant de spasme du sphincter, de rétrécissement de l'ouverture anale, affectant un enfant indocile, une femme, un homme craintif, peu susceptibles de raisonner les dangers de leur état, etc., nous pensons que, dans ces cas exceptionnels, il est plus prudent même d'encourir les accidens reprochés à la cautérisation en l'appliquant immédiatement, que de s'exposer à ceux d'une hémorragie bien difficile ou même impossible à faire cesser au milieu des circonstances dont nous venons de présenter l'énumération. Nous laissons d'ailleurs au temps, aux faits, le soin de donner plus d'extension ou de restriction au domaine que nous venons d'assigner à la cautérisation immédiate après l'excision des hémorroïdes, et nous terminerons cet article par des observations relatives à la thérapeutique de l'accident que nous venons de signaler.

Excision d'un bourrelet hémorroïdal interne, hémorragie arrêtée par la chemise à tamponnement. — « M. Gabet, entrepreneur de peinture, demeurant boulevart Bonne-Nouvelle, n° 5, âgé de trente-six ans, d'un tempérament sec et bilieux, portait depuis quelque temps un énorme bourrelet hémorroïdal qui s'étranglait, et n'était réduit qu'avec d'atroces douleurs toutes les fois qu'il se fatiguait beaucoup en marchant. Désireux de se débarrasser de cette maladie, il chargea un de nos chirurgiens les plus habiles d'en pratiquer l'extirpation, qui fut faite avec toute la promptitude désirable, au moyen de ciseaux courbes sur leur plat. Le bourrelet excisé était gros comme un œuf de pigeon, et était alimenté par plusieurs petites artérioles qui se rétractèrent dans les tissus, et donnèrent fort peu de sang.

» Le malade était dans son lit depuis un quart-d'heure, lorsque tout-à-coup il se plaignit de sentiment de faiblesse et d'envie de vomir; le pouls était fréquent et légèrement déprimé. Une sonde de femme introduite dans le rectum donna issue à une très-grande quantité de sang dont rien extérieurement n'aurait pu faire soupçonner l'existence. On introduisit aussitôt une chemise à tamponnement, enduite de cérat, et au moyen de petites boulettes de charpie, on produisit une compression suffisante pour effectuer sans douleur une hémostase qui mit fin à tous les accidens nerveux sympathiques. » *Observation communiquée* par M. Carron Duvillards.

Excision d'un bourrelet hémorroïdal interne, hémorragie supprimée par le tamponnement au moyen d'une vessie. — « Un banquier, âgé de quarante-cinq ans, d'un tempérament bilieux, porte des hémorroïdes qui étaient la source d'hémorragies sans cesse renaissantes, les écoulemens sanguins l'avaient réduit à un état d'anémie et de faiblesse considérables; pâle, infiltré, il maigrissait à vue d'œil; il était devenu incapable de se livrer à des travaux de cabinet; écrire une lettre était une chose fatigante et presque impossible. M. Dupuytren l'examine, reconnaît l'existence d'un bourrelet hémorroïdal interne, et propose l'excision, que le malade accepte avec empressement. Après avoir pris et rendu un lavement, s'être placé sur un bain de siége, il provoque par des efforts l'expulsion du paquet hémorroïdal. Excision avec des ciseaux courbes sur le plat, aucune hémorragie externe. M. Dupuytren ne quitta point le malade. Au bout d'un quart-d'heure, il le voit pâlir, tomber dans un état de faiblesse de plus en plus prononcée; le pouls devint petit et serré; une sueur froide couvrit son corps : il éprouve dans l'abdomen un sentiment de chaleur qui remonte incessamment plus haut: à ces signes, l'opérateur ne peut méconnaître une hémorragie interne. Aussitôt, il recommande au malade de se livrer à des efforts d'expulsion, et une grande quantité de sang, à peine figé en caillots, est rendue. Des injections froides sont inutilement tentées; l'hémorragie ne s'arrête pas : alors on introduit dans l'anus une vessie de porc, on la bourre avec de la charpie; ce moyen est suivi d'un plein succès; mais ce ne fut pas sans peine que l'on parvint à maintenir en place la vessie, que des efforts involontaires d'expulsion déplacèrent plusieurs fois. Cette hémorragie affaiblit beaucoup le malade, et serait, sans aucun doute, devenue funeste, si l'on n'était parvenu à l'arrêter promptement. La guérison fut complète en peu de temps. » (*Leçons orales*, tome Ier, p. 363.)

Excision d'un bourrelet hémorroïdal interne volumineux, hémorragie, tamponnement à la manière de J.-L. Petit, mal fait; reproduction des accidens, réapplication méthodique de l'appareil, hémostase. — « Un malade auquel j'avais excisé un bourrelet hémorroïdal très-considérable, éprouva, cinq ou six heures après l'opération, un violent ténesme qui lui fit faire des efforts si grands pour aller à la selle, que l'appareil en fut entièrement déplacé; et, comme le spasme continuait encore après la sortie du tampon qui avait été introduit dans l'intestin, le malade croyant avoir besoin d'aller à la garderobe, se plaça sur une chaise percée, et continua à pousser de toutes ses forces : heureusement que j'arrivais chez lui au moment où l'accident venait de se manifester; il était extrêmement faible, pâle, couvert de sueur, et près de tomber en syncope; le sang ruisselait abondamment de l'anus. J'appliquai aussitôt un nouvel appareil, je le fis comprimer par la main d'un aide pendant le reste du jour; j'exhortai le malade à ne faire aucun effort pour aller à la selle; mais sa convalescence fut très-longue, parce qu'il avait perdu une quantité excessive de sang. » (Boyer, *Traité des maladies chirurg.*, tome X, p. 81.)

Excision de plusieurs hémorroïdes internes, hémorragie, cautérisation après la sortie des parties intéressées, suppression de l'écoulement sanguin, rétention d'urines, cathetérisme, guérison rapide. — « Un cordonnier, âgé d'environ trente ans, portait des bourrelets hémorroïdaux qui le fatiguaient beaucoup, et dont il attribuait le développement, surtout à des excès de vin. Ces hémorroïdes furent d'abord petites, peu douloureuses, faisant saillie, seulement, lorsque le malade allait à la garderobe, elles prirent successivement un volume très considérable, offrant par intervalles, alternativement, un simple suintement séreux, l'absence des caractères inflammatoires et le gonflement, la phlogose, les douleurs vives, lancinantes, et l'écoulement considérable du sang. Ces crises se renouvelèrent plus souvent; leur durée augmenta, les souffrances devinrent plus vives, et sa santé reçut une atteinte grave. Lorsqu'il se présenta à la consultation, il était faible, maigre, jaune; il marchait courbé, et ne pouvait se redresser. Cette position dépendait du paquet considérable d'hémorroïdes qu'il portait à l'anus; cette masse avait au moins la grosseur du poignet d'un enfant de sept à huit ans; elle était composée de deux bourrelets, l'un interne, l'autre externe; il existait en outre constipation opiniâtre et rétention d'urines, complications assez ordinaires des hémorroïdes.... Le malade convenablement préparé, les bourrelets hémorroïdaux sont enlevés au moyen des ciseaux courbes. Les suites sont confiées à la surveillance du chirurgien de garde, avec la recommandation d'appliquer le cautère actuel si l'hémorragie se manifestait. Cet accident survient dans l'intérieur du rectum; on fait donner un premier lavement qui entraîne une grande quantité de sang; un second amène un caillot considérable; on fait faire des efforts au malade; ils produisent le déplacement du sphincter, et mettent en évidence la surface des artères divisées. Deux boutons de fer rouge sont appliqués sur les parties saignantes. A dater de ce moment, l'hémorragie, les coliques, les syncopes ne se reproduisent plus; rétention d'urines consécutive à la cautérisation, cathétérisme, évacuation d'une grande quantité d'urines, douleurs vives dans la vessie, qui cessent graduellement; accroissement de la constipation que l'on ne cherche pas à combattre d'abord par les évacuans, les efforts de défécation ne pouvant offrir pour résultat que l'augmentation des douleurs et de l'irritation; plus tard lavemens laxatifs. Au sixième jour de l'opération, tous les accidens sont dissipés; le malade va bien à la selle, n'éprouve aucune douleur, et demande à sortir. » (*Leçons orales*, tome Ier, p. 357.) — Extrait.

Excision d'un bourrelet hémorroïdal interne. Hémorragie, cautérisation dans le rectum au moyen du speculum ani, cessation de l'écoulement sanguin : M. Ex.... écossais, officier de cavalerie, célibataire, âgé de 40 ans, d'un tempéramment sanguin, éprouvait depuis 3 ans, de vives souffrances causées par des tumeurs hémorroïdales internes qui sortaient au moindre effort, pour aller à la garde-robe. M. Dupuytren, qu'il vient consulter à Paris, excise les tumeurs, au nombre de trois et et d'un petit volume; elles ne fournissent qu'un faible écoulement de sang. Un aide est chargé de rester auprès de l'opéré, qui se trouve dans un calme parfait, cinq heures s'étaient écoulées depuis l'excision, lorsque tous les symptômes de l'hémorragie du rectum se manifestèrent. Anxiété, frissons, envies de vomir, sueurs froides, ralentissement du pouls, contractions convulsives des membres, angoisses inexprimables, vertiges, syncopes. Le ténesme augmentant, le malade se présenta à la garderobe, et l'expulsion d'une grande quantité de sang en partie coagulé, produisit un soulagement marqué. Lavement froid immédiatement évacué, remplacé par un autre, qui fut gardé quelque temps. Les accidens reparaissent avec plus d'intensité, produisent une démoralisation complète du malade, qui demande un notaire, et fait ses dernières dispositions, bien résolu d'attendre sa mort qu'il croit inévitable, plutôt que de se prêter à une cautérisation dont il voyait les apprêts. Ce n'était pas le cas de céder à ses instantes prières, MM. les docteurs Caillard et Marx, prennent sur eux la responsabilité de l'espèce de violence qu'il fallait exercer pour le sauver malgré lui. On s'occupe du soin de le contenir; à l'aide d'un spéculum fénêtré, introduit par l'anus, et tourné sur tous les points de la circonférence de l'intestin, on peut découvrir les endroits qui fournissent le sang, en arrêter l'écoulement par l'application d'un cautère recourbé à son extrémité, terminé en forme de haricot, et chauffé à blanc. Le sang cesse de couler, les symptômes allarmans se dissipent, l'inflammation qui résulte de la cautérisation et la dysurie qui l'accompagne ordinairement, cèdent bientôt à l'emploi des cataplasmes, des lavemens et des bains de siège. Une mèche est introduite dans le rectum, au bout de quelques jours, le malade était parfaitement guéri. *Leçons orales*, tom. 1er, pag. 368.

2° *Douleur*. Chez les sujets nerveux et méticuleux, chez les femmes surtout, l'excision des hémorroïdes peut occasionner des accidens spécialement et quelquefois même exclusivement caractérisés par le symptôme *douleur*. Celle-ci peut se manifester sous diverses formes, souvent avec les caractères de l'hyperneurose, tantôt concentrée vers le rectum : épreintes, tenesme, déchiremens, périnéaux; tantôt irradiée vers la vessie : dysurie, strangurie; vers les intestins : coliques, nausées, vomissemens, etc., vers l'encéphale la moëlle rachidienne, les nerfs, les muscles volontaires : délire, spasmes, convulsions, tétanos, etc. En général, ces accidens sont plus effrayans que réellement très-graves. On les calme assez promptement par les applications froides, les fomentations, les onctions narcotiques indiquées, les potions opiacées, ou par le traitement anti-phlogistique, lorsqu'ils se lient à des phénomènes d'inflammation ou d'hypérémie. Le fait suivant nous en donne la preuve : « Un homme âgé d'environ 47 ans, d'une petite stature, d'un tempérament sanguin, vint à l'Hôtel-Dieu pour se faire traiter d'hémorroïdes internes et externes dont il était affecté depuis quinze ans. Ces tumeurs étaient tellement douloureuses qu'il ne pouvait se livrer à un exercice un peu violent, sans que les hémorroïdes internes, bientôt saillantes à l'extérieur, ne se trouvassent irritées par les vêtemens. Il en résultait des inflammations répetées, un écoulement tantôt sanguin, tantôt purulent. La défécation était un supplice continuel. L'opération étant résolue : saignée générale afin de prévenir la violence de l'inflammation, vésicatoire au bras, pour suppléer l'espèce d'exutoire que l'on allait supprimer; diète légère, évacuation du canal intestinal.... Un bourrelet composé de sept à huit tumeurs brunâtres en dehors, d'une couleur plus claire en dedans, bordait extérieurement et circulairement le pourtour de l'anus. Lorsque le malade couché ne faisait aucun effort, les tubercules étaient groupés de manière à former une tumeur bosselée, brunâtre et du volume d'une grosse noix. Lors, au contraire, qu'il était debout et faisait des efforts d'expulsion, le bourrelet hémorroïdal externe s'entrouvrait et laissait voir un second bourrelet circulaire formé de sept ou huit tumeurs peu volumineuses, rosées et couvertes, dans toute leur étendue, par la muqueuse du rectum. Excision du bourrelet hémorroïdal interne puis de l'externe, cautérisation des points saignans avec le fer rouge. Quelques heures après, on introduit une mèche d'un petit calibre. Elle ne peut être conservée. Dans la journée. coliques passagères. Le lendemain coliques plus vives, plus longues, tuméfaction, douleur au pourtour de l'anus. Dysurie, fièvre, saignée, boissons délayantes. Look. Du troisième au sixième jour, diminution des douleurs, disparition des autres accidens. Le septième jour, une once d'huile de ricin, le malade n'ayant point encore évaqué depuis l'opération. Cinq ou six selles, accompagnées d'excessives douleurs. Ensuite soulagement. Jusqu'au douzième jour, selles naturelles et presque sans coliques. Elles reparaissent alors avec violence et dévoiement ; boissons gommeuses, une once de thériaque. Quinzième jour, le malade est très-bien, on lui accorde la demie ; le pourtour de l'anus est libre dans toutes les positions, la défécation s'exécute sans difficultés, le malade sort de l'hôpital parfaitement guéri. *Leçons orales*, t. 1er, p. 372.

3° *Constipation.* Elle est assez souvent la conséquence de l'excision des hémorroïdes, surtout lorsque l'on est obligé d'employer le tamponnement ou la cautérisation ; mais, comme on a dû, depuis plusieurs jours, évacuer le sujet par des laxatifs, et, depuis quelques instans, débarrasser le rectum par un ou deux lavemens ; cette constipation ne peut pas avoir, du moins dans les premiers temps, des résultats fâcheux pour la constitution ; disons même que, localement, elle devient avantageuse puisqu'elle n'expose pas les parties entamées à des déchiremens pendant les efforts de la défécation à des irritations plus ou moins fortes par le passage et le contact des matières fécales. Il ne faut donc pas trop se hâter de répondre à l'indication que la suppression des évacuations alvines semblerait d'abord présenter, et ne chercher à rétablir le cours des matières par les deux laxatifs, et surtout par l'huile de ricin, qu'après la diminution des premiers accidens de turgescence et de réaction inflammatoire, que l'opération ne manque presque jamais d'occasionner. Le fait suivant servira de complément à ces préceptes. « M. ***, demeurant actuellement rue de Seine, d'un tempérament nervoso-sanguin, âgé de vingt-quatre ans, né d'un père hémorroïdaire au dernier point, portait, depuis plusieurs années, des hémorroïdes internes très-volumineuses. Epuisé par des pertes continuelles et par des douleurs inouies lorsqu'il voulait aller à la garderobe, il consulte M. Dupuytren. Les tumeurs d'un rouge noirâtre, comme bosselées et réunies en une sorte de bourrelet circulaire qui sortait aux moindres efforts, étaient recouvertes par la muqueuse, amincie, ulcérée même dans plusieurs endroits. Leur excision est pratiquée avec les ciseaux courbes; il s'écoule aussitôt une grande quantité de sang lancé par jets, à distance assez considérable; un cautère en roseau, chauffé a blanc, fait immédiatement cesser l'hémorragie. Les accidens, résultat d'une cautérisation étendue, se déclarent avec intensité; la difficulté d'aller à la selle et d'uriner sont extrêmes, et ne cèdent que par l'usage continu des émolliens, des lavemens et des demi-bains de guimauve. Le malade se rétablit et conserve une forte mèche dans le rectum jusqu'à parfaite guérison. » Lemaire, *Dissertation sur les hémorroïdes*, 1829, p. 27.

4°. *Dysurie.* — La difficulté d'uriner, quelquefois même la rétention complète, sont encore un des accidens assez fréquens de l'excision hémorroïdale, soit par la propagation de l'irritation nerveuse, soit même par l'extension de la phlegmasie locale. Dans le premier cas, le symptôme que nous indiquons se rencontre plus souvent chez la femme, en raison de ses dispositions constitutionnelles; et, dans le second, plus fréquemment chez l'homme, en conséquence des rapports plus intimes du rectum et de la vessie. Toutefois, on remédie facilement à la cause de cet accident par les calmans ou les antiphlogistiques; à son effet, par le cathétérisme, qu'il faut employer de bonne heure, pour ne pas laisser l'accumulation de l'urine dans son réservoir produire l'inconvénient d'un foyer d'irritation, et surtout d'une compression pénible sur des parties déjà très-douloureusement tuméfiées. L'observation suivante nous fournit un exemple de cette complication. Mme. ***, rue Papillon, n° 9, âgée de 40 ans, d'une constitution sanguine, ayant eu plusieurs enfans, portait au pourtour de l'anus, depuis nombre d'années, des hémorroïdes externes. Comme ces tumeurs faisaient éprouver des douleurs très-vives, la malade se décide à les faire exciser. Elle va consulter M. Marjolin, qui l'adresse à M. Dupuytren. L'opération faite, les plaies furent immédiatement cautérisées avec le fer rouge. L'opérée guérit parfaitement, et n'éprouva d'autre accident notable qu'une dysurie qui persista pendant plusieurs jours, et qui fut enfin dissipée sous l'influence des fomentations et des bains émolliens. Lemaire, *loc. citat.*, p. 27.

5°. *Inflammation.* — Tant que la réaction inflammatoire est modérée, qu'elle se borne au rectum, il est difficile de la considérer comme un accident, puisqu'elle est en quelque sorte inhérente aux conséquences de toute opération par l'instrument tranchant; mais elle prend ce caractère lorsqu'elle se développe avec intensité, lorsqu'elle s'étend aux organes voisins. Elle l'ofrfirait surtout en se compliquant d'entérite, de péritonite, de cystite, de vaginite, de métrite et plus spécialement encore de plébite, avec les phénomènes généraux de cette phlegmasie redoutable. Nous ne savons pas jusqu'à quel point le développement de cette maladie peut suivre l'excision des hémorroïdes; les faits l'apprendront peut-être un jour. Mais, ce qu'il est bien permis de prévoir, c'est que la cautérisation jointe à l'excision rend l'établissement de cette inflammation comme celui des autres accidens que nous venons d'énumérer, beaucoup plus probable; c'est une des raisons qui nous ont rendu bien circonspect dans l'admission de ce moyen hémostatique, lorsqu'il n'est pas rigoureusement indiqué. La diète, les boissons tempérantes, les larges saignées, surtout si le sujet est pléthorique, s'il n'a pas perdu beaucoup de sang et s'il était sujet à des flux périodiques, dans l'hypothèse contraire, les sangsues au périnée, les bains, les fomentations, les cataplasmes, les lavemens émolliens, etc., constituent les bases thérapeutiques de cet accident. Ajoutons qu'il peut encore entraîner à sa suite, l'inflammation du tissu cellulaire pelvien, des abcès plus ou moins profonds, des fistules, etc., etc. lésions auxquelles on remédiera par des moyens appropriés aux indications spéciales.

6° *Rétrécissement de l'anus.* — Il peut se développer primitivement ou consécutivement après l'excision des hémorroïdes. Ces deux cas, essentiellement différens, doivent être bien distingués. Le *rétrécissement primitif* se rattache, soit au gonflement inflammatoire des parties intéressées ; alors, il se dissipe avec sa cause par l'emploi raisonné des antiphlogistiques ; soit au spasme du sphincter ; lorsque ce dernier n'existe que depuis l'opération, il est le résultat de la douleur, de l'excitation nerveuse passagère, et se trouvera presque toujours guéri, dès que ces influences n'existeront plus. Lors, au contraire, qu'il compliquait déjà depuis long-temps les hémorroïdes, et surtout lorsqu'il se lie à l'existence d'une fissure, loin d'être détruit par l'ablation des bourrelets hémorroïdaux, il se trouvera quelquefois augmenté par la douleur qu'elle excite. Il est donc avantageux pour le malade auquel on évite ainsi un second traitement chirurgical, souvent plus pénible que le premier, de pratiquer en même temps deux opérations : l'excision des hémorroïdes et la section du sphincter anal, dans la fissure même, s'il en existe, et sur l'un des côtés, dans l'hypothèse contraire. *Le rétrécissement consécutif* est un résultat nécessaire de la diminution d'étendue que la formation des cicatrices doit naturellement amener dans les parois de l'ouverture anale; diminution dès lors proportionnée à la quantité des tissus excisés, au nombre des hémorroïdes comprises dans l'opération, au siége qu'elles occupaient relativement à l'anus. C'est ainsi que, sous ce dernier rapport, l'excision des tubercules marginaux, est, toutes choses égales, suivie d'un rétrécissement anal plus considérable que celle des bourrelets placés à certaine élévation dans la cavité même de l'intestin. Jean-Louis Petit rapporte un exemple de ce genre, dans lequel ce rétrécissement était si considérable, qu'il permettait à peine l'introduction d'un stilet. On prévient cet accident, en ménageant soit la peau, soit la muqueuse, dans les excisions qui pourraient le faire craindre; en introduisant, quelques heures après l'opération, des mèches dont on augmente graduellement le volume, alors que l'on n'a plus à redouter l'influence de leur action sur des parties actuellement trop enflammées pour en supporter le contact. Aêtius recommandait dans la même intention l'introduction des éponges préparées. Nous préférons le premier moyen, dont on mesure mieux l'action. Enfin, on combat ce rétrécissement, lorsqu'une fois il s'est manifesté, l'usage des mèches ayant été rejeté par le médecin, ou refusé par le malade, comme Petit en cite quelques exemples, au moyen des débridemens de l'anus, pratiqués plusieurs fois avec succès par Boyer, sur les deux côtés du sphincter en même temps. On conçoit qu'il faut alors obtenir la cicatrisation avec interposition d'un corps dilatant, pour ne pas retomber dans l'inconvénient grave auquel on vient de remédier.

CONVALESCENCE.

Dans la convalescence du plus grand nombre des maladies, prévenir le retour de l'altération à laquelle se trouve prédisposé le sujet, par cela même qu'il vient d'en éprouver l'influence, telle est l'indication principale qui domine toute la conduite à tenir. Dans la convalescence des hémorroïdes, il existe un objet beaucoup plus important encore : garantir l'économie toute entière, ou du moins l'une de ses parties, des accidens que la guérison même de cette altération peut ultérieurement entraîner. Ce principe, trop souvent méconnu des pathologistes, et surtout de ceux qui renferment exclusivement la thérapeutique des maladies dans un traitement purement chirurgical, doit fixer l'attention des praticiens, en rendant moins fréquens les dangers et les suites funestes des excisions hémorroïdales. Pour établir convenablement les lois relatives à cette importante partie de l'histoire des hémorroïdes, il faut l'envisager sous deux points principaux : 1° l'état local des parties opérées; 2° l'état général consécutivement à la suppression du flux sanguin.

1° *État local des parties opérées.* — Sous ce premier rapport, les soins de la convalescence doivent avoir pour but essentiel d'éloigner toutes les causes susceptibles de reproduire le développement des hémorroïdes nouvelles plus graves en raison de l'état actuel des tissus; de maintenir ces parties dans un état approprié à leurs fonctions; d'éloigner toutes les occasions d'irritation, soit directe, soit même sympathique; de veiller à la liberté des excrétions alvines sans toutefois abuser des lavemens, des suppositoires et même des laxatifs; le régime, l'exercice et le genre de vie, l'habitude prise d'effectuer la défécation le matin à la même heure, offrant sous ce rapport des ressources plus naturelles et surtout sans inconvénient. On évitera de même les diarrhées, les coliques, etc; qui pourraient conduire à des résultats également fâcheux. Les bains, les lotions calmantes avec les décoctions de pavot, de laitue etc.; les pommades opiacées avec l'onguent populéum conviendront spécialement dans la chaleur, l'irritation, le prurit, les douleurs plus ou moins vives dont l'anus reste quelquefois le siége après l'excision des bourrelets hémorroïdaux. Sans doute les récidives de cette maladie ne sont pas très-fréquentes, lorsque l'opération est faite au milieu des conditions favorables, mais il en existe cependant assez d'exemples pour légitimer l'emploi de précautions plus rapides, que celles auxquelles on assujétit ordinairement les malades après cette excision. Au milieu de plusieurs faits nous citerons le suivant à l'appui de ces principes. « Une fille âgée de 36 ans devint enceinte et tomba dans une profonde mélancolie, elle fut attaquée d'hémorroïdes internes très-douloureuses avec constipation très-opiniâtre, évacuation de sang par l'anus; un purgatif qu'elle prit détermina la sortie d'une tumeur volumineuse, ulcérée, squirrheuse, qui mettait obstacle à l'évacuation des matières stercorales; on en fit l'excision avec l'instrument tranchant, et par des soins méthodiques cette fille parut être parfaitement guérie; peu de temps après, on sentit encore dans le rectum, et du côté opposé à celui de la tumeur une multitude d'hémorroïdes qu'on excisa en partie, mais le nombre en était si considérable qu'on ne put retrancher toutes celles qu'on sentait avec le doigt. Cette fille accablée de douleurs mourut avec une suppuration fétide et gangreneuse dans le rectum. » Trioen, *obs. méd. chirurg.*, *fasc. p.* 55.

1° *Etat général consécutivement à la suppression du flux sanguin.* — Nous n'insisterons pas sur les dangers de supprimer une hémorragie périodique sans précautions ultérieures chez les sujets affectés d'hypérémie active, locale ou constitutionnelle. Ce principe est aujourd'hui trop généralement consacré par l'observation; mais nous étendrons davantage cette pensée relativement à l'objet qui nous occupe, et nous ajouterons que surtout chez les goutteux, les scrophuleux, les dartreux, les cancereux, etc., l'on ne tarira pas non plus sans des inconvéniens majeurs la source d'un écoulement séro-sanguinolent, séreux ou muqueux, établi depuis longtemps à la marge de l'anus dans l'affection hémorroïdale, si l'on ne prend pas d'un autre côté des précautions pour le suppléer au moins quelque temps; il s'agit en effet ici d'un émonctoire plus ou moins ancien, souvent établi par la nature en conséquence des besoins qu'elle en éprouve, et dont la suppression peu méthodique rentre dans les inconvéniens de celle d'un vieil ulcère ou d'un émonctoire artificiel. Ces inconvéniens généralement sentis pour les exutoires anciens, pour les ulcères chroniques, ne sont peut-être pas assez appréciés sous le rapport des tumeurs hémorroïdales et de leurs fluxions indiquées. Nous croyons donc pouvoir établir en principe, relativement à cette partie de la convalescence des bourrelets hémorroïdaux soumis à la guérison radicale, qu'il faut conseiller, pour un temps plus ou moins long, outre le genre de vie, le régime approprié: 1° Pour les sujets très-sanguins et très-pléthoriques, des saignées du bras, surtout vers les époques où se manifestait le flux hémorroïdal quand il était périodique, vers l'invasion du printems, de l'été dans les autres circonstances; 2° pour les individus hypocondriaques, sujets aux maladies du foie, de l'abdomen sans hypérémie générale prononcée, les sangsues au siége vers les époques indiquées; 3° enfin, pour les sujets cachectiques, affectés de l'une ou l'autre des diathèses que nous venons d'énumérer, un exutoire au bras, soit vésicatoire, soit cautère, l'usage des diurétiques, des laxatifs doux, un régime et des moyens épuratifs.

CHUTE DU RECTUM.

La chute du rectum, *prolapsus ani*, *exconia*, *archoptosis*, procidence, renversement, invagination du rectum, sont autant d'expressions employées par les auteurs pour désigner la tumeur plus ou moins volumineuse que viennent former au-delà de l'ouverture anale, soit la muqueuse seule, soit une portion de toute l'épaisseur de cet intestin, soit même quelques-unes des parties du tube alimentaire dont il est précédé. Cette première considération d'une synonymie que nous ne pouvons adopter, nous fait sentir la nécessité de ne pas même aborder l'histoire de cette importante maladie, sans préciser exactement les caractères des principales variétés qu'elle peut offrir, distinction qui devient d'autant plus importante, qu'elle se rattache immédiatement aux considérations pratiques de l'étiologie, du diagnostic, du pronostic et du traitement.

Si l'on admet sous le titre commun de chute du rectum toutes les tumeurs formées à l'anus par la propulsion des différentes parties que nous venons d'énumérer, admission que nous adopterons volontiers, pour être plus complet dans l'histoire de la maladie qui nous occupe, l'on devra nécessairement reconnaître au moins deux formes principales de cette même altération. Nous les désignerons par les termes spéciaux: 1° d'invagination; 2° de prolapsus.

L'invagination, en général, toutes choses égales d'ailleurs, beaucoup plus grave, consiste dans le renversement et l'introduction de toute une partie du cylindre intestinal dans la partie qui lui fait suite. Cette invagination peut s'effectuer sur toute la longueur des intestins proprement dits, avec production d'accidens généraux et communs d'étranglement, d'accidens locaux et particuliers, relatifs au point du tube intestinal spécialement affecté. Pour le jéjunum, l'iléon surtout, les auteurs l'ont décrite sous le titre d'iléus, passion iliaque, volvulus, etc.; pour le rectum, et même, comme nous le verrons, pour le colon et le cœcum, elle rentre dans la maladie que nous décrivons.

Saviard, l'un des premiers, soupçonna la véritable nature de cette maladie, d'après la longueur considérable des parties déplacées; condition qu'il ne pouvait faire coïncider avec l'existence d'un simple prolapsus en donnant à cette expression le sens que nous indiquerons bientôt. L'observation ne tarda pas à confirmer la justesse et la valeur de cette prévision : plusieurs pathologistes, et notamment Chaussier, fixèrent l'attention des praticiens sur la nécessité de ne pas confondre deux maladies aussi différentes.

Le *prolapsus* est au contraire un simple déplacement de la muqueuse abandonnant la musculeuse, en raison de la manière lâche dont elles sont naturellement unies, faisant une saillie de forme et de volume variables au-delà de l'ouverture anale. Quelques chirurgiens ont cru que ce bourrelet marginal se trouvait formé par toute l'épaisseur de l'intestin, et qu'il existait alors une véritable invagination de sa partie supérieure dans l'inférieure; plusieurs praticiens semblent même encore aujourd'hui partager cette erreur. Sans doute, dans quelques circonstances exceptionnelles, une étendue plus ou moins considérable de la partie supérieure du rectum, peut se trouver entraînée dans l'invagination du colon; mais alors, il ne s'agit plus d'un prolapsus. La maladie bien différente, comme nous le verrons dans les symptômes, est une véritable invagination. Dans le prolapsus, tel qu'on l'observe ordinairement, il n'existe point d'invagination du rectum : on sent en effet les obstacles puissans que la fixité de l'intestin par son mésentère apporte à ce déplacement tant qu'il n'est pas sollicité par l'entraînement d'une portion intestinale flottante, ou du moins plus libre, faisant effort pour s'introduire dans sa cavité, de manière à surmonter la résistance que nous venons de signaler. D'un autre côté, si cette invagination avait lieu dans le prolapsus, en raison des rapports intimes qui lient, chez la femme, le vagin et le rectum, la première de ces cavités devrait être déformée dans tout prolapsus un peu considérable; or, Levret, en touchant plusieurs malades affectés de ce dernier, a toujours trouvé le vagin et l'utérus dans leur situation normale. Nous citerons plusieurs faits qui démontrent la possibilité de confondre ces deux maladies, et la nécessité de les bien distinguer dans le traitement. Leurs causes, leurs symptômes, et leur thérapeutique offrant des différences capitales, nous devons les étudier isolément.

1°. *Invagination.*

L'invagination, renversement, intus-susception, affecte rarement le rectum seul, en raison des dispositions anatomiques déjà signalées; nous ne savons pas même s'il en existe un seul fait bien constaté, mais dans cet intestin peuvent se trouver invaginées toutes les parties du colon et même le cœcum, de manière à produire au dehors des tumeurs de douze à quinze pouces de longueur, et du volume du bras. La situation du rectum sur la ligne médiane, au-dessous des autres parties du tube digestif, sa direction droite, sa fixité, la mobilité plus ou moins marquée du colon, du cœcum, font, du premier de ces organes, une sorte d'infundibulum déclive, dans lequel peuvent se porter les seconds, en le parcourant dans toute sa longueur, en l'entraînant quelquefois dans son extrémité vertébrale. Citons des faits à l'appui de ces vérités.

Fabrice d'Aquapendente raconte avoir vu des tumeurs formées par une chute du fondement longue comme l'avant-bras et grosse comme le poing. On trouve, dans les *Mélanges des curieux de la nature*, l'histoire d'une tumeur de ce genre qui avait deux pieds de long; elle était survenue chez une femme à la suite d'un accouchement.

« Un enfant de trois ans et demi souffrait presque continuellement, depuis trois mois, des douleurs de ventre accompagnées de vomissemens; le 16 juillet 1766, renversement assez considérable du rectum. M. Robin reconnaît la chute du fondement, et fait quelques tentatives infructueuses pour la réduction. Il attribue le défaut de succès au volume de la tumeur, aux cris, aux efforts de l'enfant. On applique des linges doux, humectés fréquemment de lait tiède ou d'eau de guimauve. Le lendemain on essaye encore inutilement la réduction. M. Robin sentait, par l'intromission du doigt, des corps étrangers extraordinaires, comme des excroissances charnues ou des matières fécales accumulées : le vomissement continuel était un symptôme qui n'accompagne pas ordinairement la chute de l'anus. On appela un autre chirurgien, qui, maniant la tumeur extérieure avec moins de ménagement, parvint à la faire rentrer avec une violence que Robin n'aurait osé employer. Cette réduction ne le tranquillisait pas sur le sort de l'enfant, parce que les accidens continuaient, et qu'il fut impossible de donner un lavement, à cause de la résistance qu'il y avait dans le rectum, au-dessus de l'anus. La mort termina les maux du malade le 20 du mois. A l'ouverture du corps, on aperçut que l'intestin rectum, à sa partie supérieure, recevait dans sa cavité les intestins cœcum et colon. Ces trois intestins furent enlevés. En les examinant avec attention, on vit très-distinctement l'invagination du cœcum et de la plus grande partie du colon dans l'extrémité inférieure de ce dernier, et dans la partie supérieure du rectum ; elle commençait à plus de onze pouces de l'anus et finissait à cinq ou six pouces au-dessus. Il ne fut pas possible de retirer la portion qui formait l'intussusception ; elle avait contracté de fortes adhérences au-dehors, seulement à l'endroit du repli ; elle était libre et flottante intérieurement » *Mém. de l'Acad. de chir.*, t. II, p. 351.

MM. Roux et Lavernet ont vu l'S iliaque du colon reçue dans le rectum, l'invagination avait treize pouces de longueur ; les deux pouces supérieurs de cette portion d'intestin étaient bruns, noirs, entièrement altérés dans leur couleur et leur organisation. Si l'on avait besoin d'autres faits pour constater la véritable nature de cette altération, on en trouverait un grand nombre dans les Actes d'Édimbourg, dans Lieutaud, Becker, Albinus, Fabrice de Hilden, Leblanc, de Haen, Sandifort, Hevin, etc.

1° *Causes.* — Les unes rentrent dans l'étiologie de l'invagination intestinale en général, et sous ce point de vue, nous savions peu de chose avant les expériences de Peyer ; cet anatomiste a vu qu'en irritant les intestins des grenouilles, on y produisait presque à volonté des intussusceptions bien caractérisées. L'irritation inflammatoire, ou même la simple hyperneurose, en déterminant des mouvemens anti-péristaltiques dans la membrane musculeuse, peut donc être envisagée comme la cause principale de ces invaginations. Souvent encore, surtout dans l'intussusception chronique, le rétrécissement d'un point du canal digestif, peut encore devenir l'occasion de ce déplacement, le rétrécissement se trouvant insensiblement poussé dans la partie suivante, qui se dilate par degrés, pour favoriser son admission. D'un autre côté, la situation, les dispositions du gros intestin, font naître des influences plus spéciales au renversement de cette partie du tube alimentaire, au nombre desquelles nous signalerons spécialement les grands efforts de défécation, l'accouchement, l'émission urinaire, comme on le voit surtout chez les calculeux, etc.

2° *Symptômes.* — L'invagination peut quelquefois se développer d'une manière lente et graduée. Mais souvent encore elle se manifeste subitement pendant l'action d'une des causes principales que nous venons d'énumérer, première circonstance qui la distingue du prolapsus, ordinairement effectué sans violence et sans précipitation. Dans la marche des accidens, l'invagination développe dans la plupart des cas, les phénomènes locaux et généraux de l'étranglement intestinal, et notamment les coliques, les nausées, les vomissemens, l'interruption du cours des matières fécales, etc. Le prolapsus dans la majorité des cas, n'offre point ces caractères, ou si quelquefois on les observe, ils ne s'y trouvent qu'à titre de complication et non comme symptômes essentiels. L'invagination peut former à l'extérieur une tumeur de douze à quinze pouces de longueur, cylindrique, molle, rouge, offrant à sa surface une sécrétion séreuse, muqueuse, ou même un suintement sanguin; à son extrémité inférieure, une ouverture froncée dans laquelle on peut introduire une sonde assez volumineuse; à son extrémité supérieure, plus ou moins resserrée dans l'ouverture anale, une simple contiguité aux parois de cet orifice, de telle sorte que l'on peut la circonscrire avec le doigt indicateur, jusqu'à plusieurs pouces d'élévation dans le rectum, dispositions qui ne se rencontrent point dans le prolapsus, comme nous le verrons bientôt, et qui ne permettent pas à l'observateur attentif de confondre ces deux altérations. La saillie se forme ordinairement en cylindre assez droit, chez l'homme où les adhérences du rectum sont à peu près égales en avant et en arrière. Chez la femme au contraire, la partie postérieure se déplace davantage que l'antérieure, en raison de l'adhérence plus considérable du rectum à la cloison vaginale dans ce dernier sens; le cylindre ou le cône formé par la tumeur, est alors plus ou moins incurvé de manière à présenter une convexité postérieure avec renvoi de son orifice inférieur en devant. Cette même tumeur peut quelquefois être réduite avec assez de facilité; mais cette réduction ne fait pas toujours cesser les accidens, assez souvent encore, elle est absolument irréductible, et les phénomènes d'un étranglement funeste marchent alors avec rapidité lorsqu'ils ne sont pas combattus; on voit dans ce cas tous les phénomènes de la mortification se manifester à l'extérieur. Dans l'hypothèse d'une réduction ou d'une invagination dont l'étranglement est supérieur aux parties déplacées par l'anus, ces accidens se passent à l'intérieur, et le malade succombe le plus souvent soit à la violence des phénomènes inflammatoires, soit aux conséquences de l'épanchement stercoral; disons-le cependant, la nature avec ses admirables ressources en établissant un travail d'élimination des parties gangrénées et d'adhérence entre les points du tube digestif, qui doivent désormais se succéder après une perte de substance de huit, dix quinze et même vingt pouces, a ménagé pour certains malades une guérison que l'art n'est pas en mesure d'effectuer dans l'altération que nous décrivons. Après l'accomplissement du travail dont nous parlons, on observe l'expulsion d'une portion d'intestin mortifié, de longueur variable.

Les praticiens nous fournissent plusieurs faits curieux à l'appui de cette assertion. Thomas Blizard, sur un enfant de quinze mois: six pouces de l'iléon, le cœcum, le colon ascendant, transverse, invaginé dans l'S iliaque et le rectum, offraient déjà des indices de séparation éliminatoire, qui sans doute auraient effectué l'expulsion de ces intestins si le malade eût assez vécu. Salgues Baudelocques : le cœcum invaginé dans le colon était frappé de gangrène : et prêt à se détacher. Jonh Bower : après quatorze jours d'un volvulus, un paysan rend quinze pouces de l'iléon. Baillie, dans les mêmes circonstances : une dame rend trois pieds de colon. Hevin : après vingt jours, un malade rend six pouces de l'iléon, le cœcum et six pouces du colon. Mullot, de Rouen :

dans le même cas; une femme rend par l'anus, après le même étranglement, quinze pouces d'intestin et de mésentère. M. Duméril a pu faire l'examen de cette pièce anatomique. Ces faits nous représentent clairement la marche du travail de la nature dans la guérison de certains cas d'invagination intestinale; mais si l'on compare le petit nombre des guérisons à la grande proportion des morts qu'elle occasionne, on sentira combien le pronostic de cette maladie doit offrir de gravité.

Pour établir plus positivement encore les symptômes propres et distinctifs de l'invagination, nous en rapporterons quelques observations remarquables.

« Un homme âgé d'environ cinquante ans, maigre, d'une faible complexion et sujet à une diarrhée dont l'étiologie n'est pas indiquée, fut saisi brusquement d'une colique violente avec besoin pressant d'aller sur le siége. A peine se fut-il présenté pour satisfaire à ce besoin, qu'il lui sortit par l'anus une tumeur dont le développement fut rapide et effrayant; les douleurs déchirantes qui se firent ressentir au même instant dans l'abdomen, et l'impossibilité de se redresser, le forcèrent à se coucher sur la terre, où il resta près d'une heure sans secours. C'était un berger. A la fin, saisi par le froid, il réunit tous ses efforts et parvint à se traîner jusqu'à sa demeure. M. Lacoste voit le malade vingt-huit heures après l'accident : face décomposée, pouls petit, accéléré, hoquets, soif ardente, vomissemens fréquens, douleurs déchirantes dans tout l'abdomen, rétention de l'urine et des matières fécales, tumeur extérieure de onze pouces de longueur sur huit pouces de circonférence, recourbée, la convexité postérieure portant à son sommet une ouverture dans laquelle on peut introduire le petit doigt; sa base est étroitement resserrée par le sphincter, sa couleur d'un rouge-brun, sa surface humectée d'une humeur visqueuse, gluante et fétide; bosselures séparées par des brides profondes, réduction en masse absolument impossible, répulsion méthodique sur l'extrémité inférieure de la tumeur, en la refoulant en elle-même; succès complet, rétablissement des parties dans l'état normal, guérison du malade. (*Dict. des scien. méd.* t. 23, p. 560.)

» Un jeune homme de vingt-quatre ans, observé par M. Baud, médecin de Brest, meurt le septième jour de l'invagination, avec les symptômes locaux et généraux de cette maladie. Autopsie cadavérique : amaigrissement général, saillie à travers l'anus de cinq pouces d'intestin boursouflé, formant une tumeur de sept à huit pouces dans sa circonférence, noire comme charbonnée, autour de l'anus, deux tubercules hémorroïdaux; abdomen ballonné, épiploon brunâtre, comme refoulé à gauche, l'intestin grêle enflammé, distendu par des gaz, adhérent au péritoine dans la fosse iliaque droite; à gauche, le colon descendant, et le rectum forment une espèce de colonne ferme, ridée, que l'auteur compare à une andouille, étendue de l'ombilic au fond du bassin. Le commencement du jéjunum, le mésocolon transverse, et la partie droite du grand épiploon sont invaginés dans le colon descendant, lequel, ainsi que le rectum, contenait en outre la fin de l'iléon, le cœcum, le colon ascendant et le transverse. Cette colonne ouverte, on y trouva les intestins indiqués, et retournés de manière à correspondre par leur surface muqueuse à ceux qui formaient la gaîne de l'invagination. A l'extrémité inférieure, le rétrécissement anal, à travers lequel passait le cœcum, retourné. » (*Loc. cit.*, p. 562.)

3° *Traitement.* — Si l'on excepte les guérisons naturelles et presque miraculeuses dont nous avons parlé, quelques exemples de réductions heureuses comme celle que nous venons de citer, on sentira que dans le plus grand nombre des cas le traitement curatif de cette maladie ne trouve pas dans l'art des moyens sur l'efficacité desquels on puisse compter. Samuël Cooper, loc. cit. t. 1er, p. 184, tranche même nettement la question. « L'intus- » susception de la portion supérieure de l'intestin, » surtout du colon ou du cœcum qui produit une » chute de l'anus est toujours incurable, il n'est » point au pouvoir de l'art de s'opposer à ce dépla- » cement. Quelques faits rares ont cependant prou- » vé que de longues portions du canal intestinal » ainsi renversées pouvaient être excisées et les » malades en guérir. » Voici quels sont au reste les principes généraux qui nous semblent applicables à ce genre de lésion, principes dont il sera facile d'inférer toutes les conséquences particulières.

Si l'invagination est récente, la tumeur sans étranglement trop considérable, il faut en opérer immédiatement la réduction ; mais le taxis ne doit pas s'effectuer ici d'après les règles générales. Si l'on voulait en effet saisir la tumeur entre les doigts et la repousser en agissant immédiatement sur sa base, on n'obtiendrait presque jamais la réduction, il faut au contraire se rappeller qu'il existe intussusception jusqu'à l'extrémité de cette même tumeur, par conséquent agir avec les doigts sur l'orifice inférieur qu'elle présente et faire successivement remonter l'intestin dans sa propre cavité pour le repousser ensuite au-delà de l'ouverture anale ; il serait même bon pour s'assurer d'une réduction plus complète d'introduire dans l'orifice intestinal une très-longue canule en gomme élastique portant un renflement bulbeux assez considérable pour chasser devant soi la portion d'intestin invaginé de manière à la rendre à sa position normale et même à la soutenir quelques temps pour prévenir la reproduction des accidens, on contiendrait ensuite les parties, au moyen de bandages appropriés. Si la tumeur est irréductible, en conséquence de son engorgement inflammatoire ou de la stase mécanique de la lymphe ou du sang, il faut bien se garder, à l'exemple de quelques chirurgiens, d'y pratiquer des scarifications. On pourrait en effet augmenter les accidens de l'inflammation, favoriser la gangrène, ou s'exposer à des hémorragies internes. Après la réduction, on devra plutôt, suivant la nature de l'engorgement, employer la saignée du bras, les sangsues au siége, les applications émollientes, ou bien les réfrigérans, les résolutifs, les compressions méthodiques et graduées. Quelques praticiens ont encore préconisé, pour effectuer la réduction à des élévations plus considérables, les lavemens, les douches ascendantes, etc. Hunter conseille les vomitifs dans ce genre d'intussusception, et les purgatifs dans celles qu'il nomme rétrogrades; ces distinctions nous paraissent bien subtiles et la plupart de ces moyens dangereux; nous dirons la même chose des balles de plomb, du mercure coulant, peu susceptibles de rendre à l'intestin sa direction normale et souvent capables de rompre d'une manière funeste des adhérences salutaires établies par la nature dans le travail d'élimination dont nous avons parlé.

Lorsque la tumeur est irréductible, doit-on s'autoriser. 1° des opérations faites sur l'extrémité inférieure du rectum par M. Lisfranc, et dans lesquelles, à l'occasion de certains cancers, il a plusieurs fois, avec succès, enlevé jusqu'à trois pouces et demi de cet intestin «Pinault, *Dissert. sur le cancer du rectum.* Paris, 1829.» 2° des éliminations quelquefois heureusement effectuées par la nature, pour entreprendre l'excision des parties déplacées. Cette grande question ne doit pas être légèrement décidée. La théorie semble rejeter entièrement une pareille tentative. Les circonstances de son application n'étant pas identiques à celles que l'on invoque pour la légitimer. En effet, il ne s'agit pas ici du rectum qui sans doute peut être attaqué jusqu'à la hauteur du repli péritonéal de sa portion pelvienne, ordinairement situé jusqu'à 3 ou 4 pouces de l'anus, mais des portions supérieures du gros intestin, qui ne se trouvent plus dans les mêmes dispositions anatomiques. D'un autre côté, les excisions opérées par la nature, sont ordinairement précédées d'un travail d'inflammation établissant des adhérences salutaires que l'art n'est point en mesure d'imiter. Si nous interrogeons les faits, nous les trouvons à peu près muets sur ce point. Le suivant, et quelques autres analogues, nous semblent peu susceptibles de servir de base à des principes généraux; et même après la lecture de ces observations, la question reste pour nous encore indécise : « Langenbeck fit une incision sur l'intestin renversé et sorti, un peu au-dessous du sphincter de l'anus ; il divisa d'abord la tunique interne, ensuite la musculaire, enfin la tunique extérieure avec précaution ; il découvrit alors dans l'intestin renversé qu'il venait d'ouvrir, une autre partie du canal intestinal qui n'était pas encore renversée, il y remarqua les appendices épiploïques et la tunique péritonéale : cette dernière partie se serait aussi renversée si l'affection avait continué. Il réduisit la dernière partie qui n'était pas renversée, et ensuite réussit à faire rentrer le reste de la hernie qui ne ressortit plus. Lorsque l'enfant alla à la selle, il ne survint immédiatement après aucuns symptômes fâcheux, mais comme il était très-faible, il ne survécut que 8 jours.» (Samuel COOPER, *Dict. de chir.*, t. II, p. 24.

2° *Prolapsus.*

Le prolapsus, tel que nous l'avons défini, porte exclusivement sur la muqueuse de l'intestin rectum, surtout dans son évasement, où cette membrane est plus sujette aux dilatations qui peuvent entraîner son relâchement.

1° *Prédispositions.* Cette maladie s'observe surtout chez les enfans en raison de la faiblesse du sphincter, du releveur de l'anus, de la sensibilité du rectum et des efforts très-fréquens de la défécation. Chez les vieillards, par la constipation, la formation ordinaire, le durcissement du tampon stercoral et des difficultés ultérieures de son excrétion. Chez les femmes, lorsqu'elles ont eu beaucoup d'enfans; chez les sujets mous, lymphatiques, cacochymes, affaiblis par de longues maladies; chez les calculeux, les hémorraïdaires, etc.

2° *Causes.* — On peut les rattacher à trois ordres principaux : 1° celles qui déterminent le relâchement, le gonflement de la muqueuse du rectum, l'affaiblissement, la paralysie du releveur de l'anus, du sphincter; ainsi, la cachexie, le scorbut, la diarrhée, la dysenterie chronique ou la constipation habituelle, etc.; 2° celles qui provoquent de grands efforts de défécation ou des impulsions vers l'anus, telles que la pierre, la lithotritie, l'opération de la taille surtout chez les enfans, les affections vermineuses, l'accouchement, les chutes sur le siége, la toux, les cris prolongés, etc.; 3° enfin, celles qui produisent l'entraînement mécanique de la muqueuse du rectum, telles que les tumeurs de cet intestin, savoir : les indurations, les excroissances, les polypes, etc., surtout les bourrelets hémorroïdaux internes, circonstance qui rattache directement l'histoire de ce prolapsus à celle des hémorroïdes. En effet, lorsqu'il existe des bourrelets internes et que ces derniers sortent pendant la défécation, la muqueuse du rectum suit leurs mouvemens, abandonne de plus en plus la musculeuse, s'alonge, rentre avec une difficulté progressivement plus grande, se trouvant ainsi retenue par les paquets hémorroïdaux. Enfin elle reste complètement à l'extérieur, n'est plus réduite qu'avec peine au moyen d'un taxis régulier, souvent même elle devient absolument irréductible. Ajoutons que les lavemens, les bains de siége, les fumigations émollientes dont les hémorroïdaires font souvent usage, favorisent encore ce relâchement et ce prolapsus.

3° *Symptômes.* — Leur marche est ordinairement lente et progressive. Il est bien rare, en effet, surtout quand il n'existe pas de complication hémorroïdale, polypeuse, etc., que la membrane interne du rectum soit violemment et subitement expulsée de manière à former extérieurement une tumeur volumineuse et difficilement réductible; circonstance, comme nous devons le redire encore, qui distingue essentiellement le prolapsus de l'invagination. Chez un grand nombre de sujets faibles et lymphatiques, on voit la muqueuse anale, même à l'état normal, sortir dans une étendue de quelques lignes pendant les efforts de défécation, et rentrer ensuite spontanément, comme on l'observe encore chez certains animaux et notamment chez le cheval. De cet état au premier degré du prolapsus, il n'existe qu'un pas, surtout si nous examinons cette maladie sans complication des bourrelets hémorroïdaux. D'abord, la réduction est immédiatement obtenue, la muqueuse ne sort jamais dans les intervalles de la défécation, et jusqu'ici la maladie ne présente qu'une incommodité ; mais ensuite cette réduction devient plus difficile, la muqueuse ressort par la plus faible impulsion, quelquefois même par la station bipède, la progression qui se trouvent alors notablement gênées. La tumeur incessamment froissée par les vêtemens, s'irrite, s'enflamme avec tous les accidens consécutifs à cette complication. Souvent même cette lésion, qui d'abord se trouvait circonscrite et localisée, produit des effets généraux, tels que les coliques, les inflammations intestinales, la fièvre, le marasme, l'épuisement et la mort. Si l'on examine avec attention la tumeur qui résulte du prolapsus, on la trouve, dans les circonstances ordinaires, en forme de bourrelet plus ou moins rouge, molle, peu douloureuse au toucher, souvent aplatie, présentant une ouverture centrale et rayonnée, sa base est continue au rectum, et si l'on cherche à la circonscrire par le doigt indicateur, on le sent bientôt arrêté dans un cul-de-sac circulaire et peu profond. Nouveau caractère qui ne permet point de la confondre avec l'invagination. Elle peut acquérir un assez grand volume en largeur surtout : jamais elle ne s'allonge avec les dimensions que nous avons signalées dans ce même renversement. Lorsque le prolapsus est compliqué soit de polypes, soit de tumeurs hémorroïdales, sa marche est ordinairement plus rapide et son pronostic souvent plus fâcheux. Il est facile de le reconnaître à la réunion des symptômes de ces diverses maladies. Dans tous les cas, si le prolapsus n'est pas soumis de bonne heure au traitement qui lui convient, il peut occasionner, outre les accidens généraux que nous avons indiqués, l'ulcération, le squirrhe, le cancer du rectum, etc. De même que les paquets hémorroïdaux et l'invagination, le prolapsus peut se terminer par étranglement gangréneux et par élimination sous l'influence d'une constitution violente et prolongée dans l'ouverture anale.

4°. *Traitement.* Il se compose naturellement :

1° Des médications générales et topiques; 2° Des moyens chirurgicaux;

1° *Médications générales et topiques.* Elles suffisent bien souvent chez les très-jeunes sujets, lorsqu'il n'existe pas de complication fâcheuse. En effet, on peut établir en principe que la guérison du prolapsus est facile chez les enfans, difficile chez les adultes, et souvent impossible chez les vieillards. On doit remédier à la faiblesse de la constitution par un bon régime, les amers, les ferrugineux, etc.; au relâchement local, par les lotions astringentes, avec l'eau de chaux, les décoctions de quinquina, d'écorce de chêne, les solutions d'alun, de sulfate de fer, les demi-lavemens froids, les bains de siége de même nature, l'application de la glace, etc. Si la muqueuse est déplacée, le malade étant situé convenablement, on doit effectuer la réduction au moyen d'un linge enduit de cérat et d'un taxis régulier, en faisant rentrer les premières, les parties qui sont les dernières déplacées. S'il existait étranglement, on devrait en combattre la cause, soit par les antiphlogistiques, soit par le débridement du sphincter. Les parties réduites, on les maintient au moyen d'un tampon et d'un bandage approprié. Lorsqu'elles se déplacent très-facilement, on pourrait utiliser le suppositoire ovoïde que nous avons déjà fait connaître; mais, comme il faut craindre l'irritation que produirait la présence habituelle d'un corps étranger, le meilleur parti, dans ce dernier cas, est d'en venir au traitement définitif.

2° *Moyens chirurgicaux.* Ils ont particulièrement pour objet, de produire une perte de substance plus ou moins considérable dans la muqueuse du rectum, et d'effectuer ultérieurement un resserrement proportionné par le travail même de la cicatrisation. On peut les réduire à quatre principaux: 1° la cautérisation, 2° la ligature, 3° l'excision d'une partie de la tumeur, 4° l'excision des replis rayonnés de l'ouverture anale. Dans toutes ces opérations, le malade est placé comme pour l'excision des hémorroïdes.

Cautérisation. Cette méthode employée par les anciens, vantée sur tout, par Marc-Aurêle Séverin, indiquée par Sabatier, consiste à promener un fer rouge sur divers points du bourrelet actuellement sorti. Le meilleur procédé nous paraît être celui dans lequel au moyen du cautère cutellaire, on tracerait plusieurs raies de feu dans la direction de l'intestin. Toutefois, ce procédé, en raison des douleurs qu'il occasionne, de la violente inflammation, de la suppuration prolongée dont son emploi se trouve ordinairement suivi, des dégénérations ultérieures auxquelles il pourrait exposer, surtout, chez un sujet vicieusement constitué; nous paraît mériter l'abandon auquel presque tous les praticiens l'ont condamné dans le traitement curatif de cette maladie, comme dans celui des hémorroïdes. Nous pensons qu'il faudrait le réserver pour les accidens hémorragiques, lors des indications positives que nous avons déjà précisées.

Ligature. — Elle offre tous les inconvéniens que nous avons signalés dans son application au traitement des hémorroïdes et de plus elle ne présente pas même ici les avantages qu'elle pourrait offrir lorsque ces tumeurs sont pédiculées : ajoutons que son emploi deviendrait souvent assez difficile et nous sentirons les raisons pratiques par lesquelles son exclusion est motivée. Boyer la mettait seulement en usage, comme nous le verrons dans une observation curieuse, lorsque la tumeur du prolapsus offrait un grand volume, et que, redoutant l'hémorragie, fréquente en pareil cas, il ne voulait pas confier l'ablation de toute la tumeur à l'instrument tranchant ; dans ce cas, il déterminait la section de la périphéric par le moyen d'une ligature caustique.

Excision d'une partie de la tumeur. — Cette méthode, plusieurs fois mise en usage avec succès par Hey, Sabatier, Boyer, etc., consiste à pratiquer, au moyen des ciseaux ou du bistouri, l'ablation d'une grande partie de la muqueuse déplacée, en fixant le bourrelet qu'elle forme, soit avec une pince, une érigne double, ou des anses de fil passées dans chacun de ses côtés, que l'on enlève successivement. Cette excision nous paraît mériter la préférence, dans les prolapsus volumineux, difficiles à contenir, et surtout dans ceux qui se trouvent compliqués, soit d'altérations organiques de la muqueuse relâchée, soit de bourrelets hémorroïdaux. Souvent, dans ce dernier cas, l'excision des hémorroïdes suffit à la guérison des deux maladies. Dans cette opération, lors même qu'il n'existe que prolapsus de la muqueuse, indépendamment des complications dont nous venons de parler, le malade se trouve encore soumis aux chances d'nne hémorragie plus ou moins grave, et contre laquelle il faudrait prendre les précautions, employer les moyens que nous avons indiqués en traitant de l'excision des bourrelets hémorroïdaux. Si l'on est obligé d'en venir au tamponnement, il est presque toujours très-utile de placer au centre de l'appareil de compression pour tous les cas de ce genre, une canule, soit en métal, soit en gomme élastique, par laquelle s'échappent facilement les humidités et les gaz intestinaux.

Excision des plis rayonnés de l'ouverture anale. — Lorsque la tumeur du prolapsus est moins volumineuse, qu'elle n'offre aucune complication, l'excision, telle que nous venons de la décrire, pourrait occasionner un rétrécissement plus considérable que celui qu'il faut obtenir, et d'ailleurs exposerait sans motif aux autres inconvéniens d'une ablation qu'il n'est pas nécessaire d'effectuer aussi largement. C'est en conséqnence de ces principes que J.-L. Petit, Hey, Langebeck, Kirby, modifièrent l'opération que nous décrivons, en se bornant à l'excision des replis de la muqueuse déplacée, faisant agir les instrumens dans la direction de l'intestin. M. Dupuytren féconda cette idée, prouva par l'expérience que l'on pouvait dans ce cas perfectionner encore beaucoup cette méthode, et peut-être même en imaginer une absolument neuve, en attaquant seulement quelques-uns des replis rayonnés qui circonscrivent extérieurement l'ouverture de l'anus. Voici de quelle manière il explique sa pensée dans l'exposition anatomique des parties sur lesquelles on doit opérer : « La peau qui recouvre la marge de l'anus est plus mince et autrement colorée que celle des autres parties du corps; elle contient des cryptes muqueuses, en grand nombre, qui sécrètent une matière huileuse d'une odeur particulière; cette peau forme des plis saillans, séparés par autant de rainures qui convergent de la circonférence de la marge vers le centre de l'anus. Ces plis s'engagent dans l'anus lui-même, et y sont d'autant plus nombreux et saillans, que celui-ci est plus resserré. Ils disparaissent et s'effacent quand il est dilaté. L'on conçoit que leur usage est de faciliter la dilatation de l'anus et de favoriser l'excrétion des matières fécales. Au-delà de la peau est une couche de nature fibro-celluleuse, au-dessus le sphincter externe; au-dessus encore le sphincter interne, deux organes constitués par des fibres circulaires, et de nature musculeuse. La structure anatomique des parties étant connue, voici en quoi consiste l'opération... : la main gauche armée d'une pince à larges mors, saisit successivement, dans les différens points de la circonférence, deux, trois et même cinq ou six de ces plis rayonnans; la main droite, armée de ciseaux courbes, enlève chaque pli à mesure qu'il est soulevé. L'excision doit être prolongée jusqu'à l'anus, et même au dedans, afin que l'action s'étende jusqu'au delà de l'ouverture à deux ou trois lignes, alors que le prolapsus est peu considérable, à cinq ou six, lorsqu'il est plus volumineux.» *Loc. cit.*, t. I, p. 161.

Cette méthode, la moins douloureuse et la moins susceptible d'occasionner des accidens consécutifs, convient surtout parfaitement dans les relâchemens du sphincter, les dilatations de l'ouverture anale et les prolapsus d'un moyen volume non compliqués de polypes, d'hémorroïdes, d'altérations organiques de la muqueuse du rectum. Nous terminerons l'histoire du *prolapsus ani* par des observations tendant à prouver le succès de chacune des méthodes chirurgicales employées d'après les indications que nous venons de préciser.

Cautérisation d'un prolapsus. Guérison. — « Un jeune homme de vingt-deux ans, d'un assez bon tempérament, avait depuis un an un renversement du rectum, avec ténesme douloureux, évacuations alvines sanguinolentes et même hémorragie; les digestions se faisaient mal, la tumeur avait le volume du poing d'un adulte : elle était parsemée d'un grand nombre de vaisseaux variqueux; on pouvait la réduire, mais il était impossible de la maintenir dans sa place naturelle, malgré l'usage d'un tampon de charpie introduit dans l'anus. Des lavemens toniques et calmans, le vin, le quinquina et plusieurs autres fortifians furent insuffisans. M. Kluiskens eut recours au cautère actuel, et fit, dans l'espace d'environ six semaines, sept à huit applications de fer rouge, de cinq jours en cinq jours, sur toute la surface de la tumeur. Elle diminua successivement de volume, le ténesme et l'hémorragie cessèrent, la suppression, d'abord abondante, devint moins considérable. La tumeur réduite, on introduisit dans l'anus une tente de charpie enduite de cérat. Peu à peu l'intestin se rétrécit, les ulcères se cicatrisèrent, et le malade, parfaitement guéri dans l'espace de deux mois, ne fut plus exposé au renversement du rectum, lors même qu'il rendait des matières stercorales avec effort. Boyer, *loc. cit.* t. 10 p. 94.

Prolapsus très-volumineux, ligature avec les fils caustiques, excision achevée par l'instrument tranchant. — Un homme, âgé de soixante-douze ans, grêle, d'une stature élevée, portait depuis plusieurs années un prolapsus tellement volumineux, qu'il occasionnait à peu près la gêne que produirait un renversement de l'utérus. Boyer, chargé du traitement de ce malade, et craignant une hémorragie sérieuse en excisant immédiatement la tumeur, l'environna d'abord à sa base avec plusieurs fils de coton trempés dans la potasse caustique. Ce prolapsus offrait au moins le volume des deux poings. Le lendemain, incision sur l'escarre circulaire, application d'une ligature avec des fils de soie cirés, constriction assez forte, augmentée graduellement chaque jour; agitation générale; deux grains d'extrait d'opium. Au quatrième jour, la tumeur est ébranlée, les ligatures ont creusé le sillon circulaire d'un pouce à peu près de profondeur; Boyer achève la section au moyen d'un bistouri. Bien que n'intéressant plus qu'un pédicule assez étroit, cette opération donne beaucoup de sang et nécessite la ligature de plusieurs vaisseaux. Tamponnement d'après la méthode de J. L. Petit; aucun accident ultérieur; cicatrisation normale; guérison. (*Observation communiquée par M. Rognetta.*)

Excision d'un prolapsus volumineux; guérison.—Un homme adulte, après avoir éprouvé, pendant quelques années, lors des évacuations alvines, des douleurs vives et la formation d'un bourrelet duquel s'écoulait chaque fois du mucus sanguinolent, consulta Sharp, qui prescrivit un liniment, des pilules de savon, un lavement immédiatement avant d'aller à la selle. Augmentation graduée des accidens, prolapsus considérable à chaque défécation, réduction difficile, quelquefois exigeant plusieurs heures de précaution, encore apparaissait-il habituellement à l'anus un bourrelet muqueux de quatre à cinq lignes. Hey prescrit d'abord des lotions avec l'infusion d'écorce de chêne, l'esprit de vin et l'eau de chaux. Aucun soulagement. La difficulté de la réduction ne tient pas au spasme du sphyncter, puisqu'on introduit facilement le doigt indicateur dans l'anus. Voyant l'insuffisance de tous les topiques, Hey se décide à pratiquer l'extirpation des plis membraneux et des tumeurs qui environnaient l'anus. Deux jours après, nouvelle expulsion, réduction impossible; les parties sont menacées d'étranglement; douleur vive à l'hypogastre. (Saignée, huile de ricin, extrait aqueux d'opium.) Réduction aisément faite le lendemain, amélioration graduée; guérison après quelques jours. (Hey, Pract. obs. 2e éd. p. 438.)

Prolapsus de moyen volume et sans complication; excision de quatre plis rayonnés; guérison. — « Une femme jeune et bien constituée, atteinte d'une procidence de la muqueuse du rectum depuis plusieurs années, entre à l'Hôtel-Dieu, dans le mois de mai 1830, pour y être traitée de cette maladie. Elle ne savait à quelle cause l'attribuer. Lors de son séjour à l'hôpital, il n'existait aucune complication d'affections hémorroïdales; mais la chute de la muqueuse rectale présentait cette particularité, qu'elle ne se manifestait que tous les mois pendant quelques jours, lorsque la malade allait à la garderobe, pour ne plus reparaître que le mois suivant. L'incommodité que la malade ressentait chaque fois que la muqueuse intestinale sortait, était très-grande, les douleurs, les étreintes et l'écoulement de glaires sanguinolentes la tourmentaient beaucoup; ce qui la détermina à se laisser pratiquer l'opération....... Quatre plis furent successivement enlevés, en avant, en arrière et sur les côtés; l'excision prolongée aussi haut que possible dans le rectum. Les douleurs résultant de cette opération furent très-modérées; il n'y eut aucune hémorragie. On ne fit aucun pansement; et lorsque la malade alla à la garderobe quelques jours après, le rectum ne sortit point. Au bout de quinze jours, la cicatrice des petites plaies était faite, et la malade quitta l'Hôtel-Dieu. » Dupuytren, *loc. cit.* p. 166.

—

BIBLIOGRAPHIE.

Hippocrates. — De hæmorrhoïdibus liber.

Barlandus. — Epistola medica de aquarum destillatarum facultatibus et hæmorrhoïdum generibus. Antwerpiæ. 1536.

Myron. — Ergo ab internis curato hæmorrhoïdibus una relinquenda. Parisis. 1581.

Kellerthaler. — De hæmorrhoïdibus. Basileæ. 1582.

Puollamer. — Consilium de hæmorrhoïdibus. Bamb. 1590.

Cunelius. — De hæmorrhoïdibus. Lipsiæ. 1591,

Nymann. — De hæmorrhoïdibus. Wittenbergæ. 1594.

Schræter. — De fluxu hæmorrhoïdum secundùm naturam, Lipsiæ. 1612.

—— De fluxu hæmorrhoïdum præter naturam. Basil. 1614.

Wagner. — De hæmorrhoïdibus. Basil. 1615.

Sulzberger. — De hæmorrhoïdibus. Lips. 1616.

Chartier. — Ergo fistularum et hæmorrhoïdum extirpandarum chirurgiâ kata poda prestantiâ. Parisiis. 1625.

Dupré. — Ergo tumentibus puerperæ hæmorrhoïdibus fluentibus lochiis venæ sectio è cubito. Paris. 1640.

Schilling. — De hæmorrhoïdibus earumque nimio fluxu. Argentorati. 1652.

Junta. — De hæmorrhoïdibus. Argent. 1654.

Friderich. — De hæmorrhoïdibus immodicis. Lips. 1658.

Mœbius. — De hæmorrhoïdibus cæcis et opertis. Jenæ. 1662.

Meibomius. — De hæmorrhoïdibus. Helmst 1670.

Francus. — De hæmorrhoïdibus. Heidelb. 1672.

Vezov. — Ergo rectè medetur qui hæmorrhoïdes venæ sectione antevertit. Parisiis. 1673.

Fausius. — De hæmorrhoïdibus. Leyd. 1675.

—— De hæmorrhoïdibus. Lugduni Batavorum. 1675.

Frommann (J.-C.). — De hæmorrhoïdibus. Nuremb. 1677.

Harlin. — De hæmorrhoïdibus. Tubingæ. 1677.
Metzer. — De hæmorrhoïdum statu sano et præter naturam. Tub. 1677.
Wedel. — Æger hæmorrhoïdibus dolentibus et immodicis laborans. Jenæ. 1667.
Pincker, — De hæmorrhoïdibus. Lugd. Bat. 1691.
Gruvius. — De hæmouresi, Erford. 1692.
Heckheler. — De hæmorrhoïdibus. Argent. 1693.
Hering — De hæmorrhoïdibus cæcis. Lipsiæ. 1694.
Anguisola. — De hæmorrhoïdibus in Lautenbach. Fr. 1695.
Marcus. — De hæmorrhoïdibus. Lugd. Bat. 1697.
Bell a Belford. — De hæmorrhoïdum fluxu immodico. Basileæ. 1698.
De Berger. — De hæmorrhoïdibus ultrà modum profusis et cæcis. Jenæ. 1700.
Speirmannns. — Hæmorrhoïdes. Erfordiæ. 1702.
Eyselicus. — De hæmorrhoïdibus secundùm et præter naturam. 1702.
Gottsched. — De hæmorrhoïdibus. Regiom. 1703.
Stahl. — De consultâ utilitate hæmorrhoïdum. Hel. 1704.
Perpessa (Armand). — De hæmorrhoïdum utilitate et noxâ. Tolos. 1705.
Stahl. — De hæmorr. vonder guldenen, Ader. Halæ. 1707.
Low. — De hæmorrhoïdibus. Edimb. 1707.
Agricola. — De salubritate fluxûs hæmorrhoïdalis. Halæ. 1708.
Wirbiz. — De hæmorrhoïdibus. Halæ. 1708.
Ruchler. — De hæmorrhoïdibus apertis. Lipsiæ. 1709.
Rivius. — De hæmorrhoïdibus apertis. Lipsiæ. 1709.
Brandt. — Casus de nimio hæmorrhoïdico mensium fluxu in virgine observato Erfordiæ. 1710.
Crausius. — De hæmorrhoïdibus cæcis. Jenæ. 1710.
Santorinus. — De hæmorrhoïdibus, cum Baglivii operibus. Lugd. 1710.
Peschel.—Epistola de hæmorrhoïdum laude circumcidenda. Lips, 1713.
Johrenius — De philistinorum plagâ. Francf. 1715.
Garmann. — De fluxu hæmorrhoïdali. Bas. 1715.

—— Cautelæ practicæ circà curationem fluxûs hæmorrhoïdalis. Basil. 1715.

Kast. — De hæmorrhoïdibus. Argentorati. 1716.

Alberti. — De hæmorrhoïdibus albis. Halæ. 1717.

—— De hæmorrhoïdum consensu cum scorbuto. Halæ. 1717.

—— De hæmorrhoïdibus fœminarum. Halæ. 1717.

Berger. — De hæmorrhoidum fluxu salutari et morboso. Wittembergæ. 1717.

Behrens. — De hæmorrhoïdum anomaliis. 1717.

Fisch — De hæmorrhoïdibus excedentibus. Halæ. 1718.

Ganzland. — De hæmorrhoïdum insolitis viis. Halæ 1718.

Zehner. — De colicâ hæmorrhoïdali. Halæ. 1718.

Alberti. — De hæmorrhoïdum consensu cum morbis splenis. Halæ. 1718.

—— De hæmorrhoïdum consensu cum capite et pectore. Halæ. 1718.

Hermann. — De fluxûs hæmorrhoïdalis provocatione. Halæ. 1719.

Zacutus Lusitanus. — Praxis admirand., l. 11. obs. 73 (dolor hæmorrhoïdalis fonticulo in crure sanatus), obs. 83.

Alberti. — De hæmorrhoïdum prudenti therapeiâ per acidulas et thermas. Halæ. 1719.

—— De hæmorrhoïdum et mensium consensu. Halæ. 1719.

—— Praticæ de hæmorrhoïdibus. Halæ. 1719.

Plattenhardt. — De alvo hæmorrhoussâ. Tubing. 1721.

Breitkaupt. — De utilitate fluxûs hæmorrhoïdalis, præsertim adsueti, positivam curationem prohibente. Erfordiæ, 1721.

Stahl. — De motu sanguinis hæmorrhoïdali et hæmorrhoïdibus externis. Halæ. 1722.

—— De hæmorrhoïdum internarum motu, et ileo hæmatite hippocratis. Halæ. 1722.

Alberti. — De hæmorrhoïdum consensu cum calculo et podagrâ. Halæ. 1722.

Stahl. — De venâ portæ, porta malorum. Halæ. 1722.

Alberti. — De hæmorrhoïdum regimine et diætâ, Halæ. 1722.

—— De hæmorrhoïdum insolitis viis. Halæ. 1722.

Zettermann. — De hæmorrhoïdibus ex palato profluentibus. Erfordiæ. 1722.

Jansson. — De hæmorrhoïdibus turbatis suo ordine restituendis. Francofurti. 1723

Ludolff. — De fine hæmorrhoïdum, principio variorum malorum. Erf. 1725.

Avenarius. — De magno fluxûs hæmorrhoïdalis ad vitam sanam et longam remedio. Erford. 1726.

Heideggerus. — De hæmorrhoïdibus symptomaticis et perniciosis. Halæ. 1726.

Depré. — De magno fluxûs hæmorrhoïdalis remedio ad vitam longam. Erf. 1726.

Woyt. — De hæmorrhoïdum salubri et insalubri promotione. Halæ. 1726.

Fuchs. — De hæmorrhoïdibus juniorum. Halæ. 1727.

Wislicenus. — De hæmorrhoïdibus. Jenæ. 1727.

Schrader. — De hæmorrhoïdibus gravidarum et puerperarum. Halæ. 1727.

Schwartz. — De Hæmorrhoïdum præservatione. Halæ. 1727.

Groschupff. — De hæmorrhoïdum differentiâ ab aliis cruentis alvi fluxibus. Halæ. 1727.

Meyenberg. — De hæmorrhoidibus hœreditariis. Halæ. 1727.

Wedel. — De hæmorrhoidibus. Jenæ. 1727

Schrader. De diarrhæâ hæmorrhoidibus fluentibus junctâ. Lug. Bat. 1728.

Pistor. — De hæmorrhoidibus vesicæ urinariæ. Tubing. 1729.

Dannenbergerus. — De hæmorrhoidibus vesicæ. Tubing. 1729.

Schierwasser. — De excrescentiâ nasi cum hæmorrhoidum anomaliâ connexâ. Halæ. 1729.

Hoffmann (Fred.) — De immoderatâ hæmorrhoidum fluxione. Halæ. 1730.

Ghomel. — Ergò tumidis hæmorrhoidibus hirudines. Parisiis 1730.

Stahl. — De hæmorrhoidalis motûs et fluxuum hæmorrhoidum diversitate. Offenbash. 1731.

Wassermann. — De hæmorrhoidibus. Erfordiæ. 1731.

Dieler. — De hæmorrhoidibus cœcis. Jenæ. 1732.

Gulich (J. A.) — Meditationes theoret. prac. de furore hæmorrhoidum internarum. Lugd. Bat. 1733.

Deville. — De dubiâ atque suspectâ hæmorrhoidum laude. Erford, 1733.

Raupbach. — De clavo hæmorrhoidali. Helms. 1734.

Muller. — De cephalæâ cum immoderato hæmorrhoidum fluxu sæpius repetente. Halæ. 1735.

Alberti. — De consensu calculi cum hæmorrhoidibus externis. Halæ. 1739.

Hermannus Boy. — De cardialgiâ hæmorrhoidali. Mannh. 1739.

Lange. — De colicâ hæmorrhoidali in passionem iliacam inclinante. Halæ. 1739.

Adelung. — De prolapsu intestini recti pro tuberculis hæmorrhoidalibus perperam habito. Halæ. 1740.

Grumbrecht. — De morbis ex interceptis hæmorrhoidibus potissimùm rarioribus. Gotting. 1741.

Kubler. — De hæmorrhoidibus. Argent. 1742.

Mæbis. — De hæmorrhoidibus. Jenæ, 1743.

De Theyls. — De sanguinis evacuatione per inferiora, quam hæmorrhoidem vocant ut causa fistulæ ani. Lug. Bat. 1744.

Juncker. — De tenesmo hæmorrhoidali. Halæ. 1744.

Richter. — Censura nimiæ laudis hæmorrhoidum. Gott. 1744.

Wolfius. — De hæmorrhoidibus interceptis morbos aphrodisiacos naturalium simulantibus. Gott. 1744.

Schnell. — Doctrina generalis de hæmorrhoidibus. Jenæ. 1745.

Wolfius. — De hæmorrhoidibus interceptis morbos verendorum aphrodisiacos simulantibus. Gott. 1747.

De Buchner. — De optimâ hæmorrhoidas sanandi methodâ. Halæ. 1747.

Juncker. — De hæmorrhoidibus. 1747.

Draud. — De cohibendis potiùs quàm promovendis hæmorrhoidibus. Argent. 1749.

Juncker. — Cur fluxus hæmorrhoidalis in laboriosis plerumque fit lethalis. Halæ. 1749.

Rogers. — De hæmorrhoidibus. Edimb. 1749.

Grap. — De fluxu hæmorrhoidali periodico in arthriticis affectibus beneficio naturæ et medicinâ sine medico. Regiom. 1752.

Schopff. — De intempestivo purgantium usu frequenti affectuum hæmorrhoidalium causâ. Halæ. 1753.

Detharding. — De hæmorrhoidibus hodiè quàm olìm frequentioribus. Rostoch. 1754.

Knaudt. — De hœmorrhoidibus vesicæ mucosis. Rostoch. 1754.

Frison. — Positiones tumultuariæ de hæmorrhoidibus. Argent. 1754.

Alberti. — De hæmorrhoidibus medicinâ hypochondriacorum. Halæ. 1756.

Gerber. — De hæmorrhoidibus. 1756.

Hermann. — De hæmorrhoidibus cæcis in ulcus vesicæ urinariæ mutatis. Jenæ. 1757.

Dehaen (Ant.) — De hæmorrhoidibus. Vindob. 1759.

Kaltschmied. — De hæmorrhoidibus cæcis. Jenæ. 1760.

Thebesius. — De vasis hæmorrhoidalibus. Halæ. 1760.

Cartheuser. — De profluviis alvi cruentis. Fr. 1760.

Manialdus (Steph.) — De hæmorrhoidibus. V. Haller. Biblioth. 5.

Letsch. — De hæmorrhoidibus. Lugd. Bat. 1761.

Vogel. — De rarioribus quibusdam morbis (hæmorrhoid. oris.) Gott. 1762.

Præger. — De hæmorrhoidum fluxu nunc salutari, nunc autem noxio. Viteb. 1764.

Dieterichs. — De hæmorrhoidibus cristatis. Altorfii. 1764.

Verschuir. — De hæmorrhoidibus. Lugd. Bat. 1764.

Ab. Humbourg. — Ergo hæmorrhoidi tumidæ sectio non hirudo? Vind. 1765.

Hartmann. — De medendi methodo in provocandis hæmorrhoidibus sæpè perversâ. Fr. 1765.

Langguth. — De hæmorrhoidibus morbo cæco. Wittenb. 1766.

Richter. — De hæmorrhoïdibus morbo cæco. Wittenb. 1766.

Funccius. — De hæmorrhoidibus nimiùm conniventibus et cæcis. Altf. 1767.

De Slaby. — De hæmorrhoidibus. Viennæ. 1767.

Langguth. — De hæmorrhoidum venosarum vindicatione. Wittem. 1768.

Sioren. — Casus hæmorrhoïdalis. Upsal. 1768.

Reich. — De hæmorrhoïdibus vesicæ urinariæ rubris et mucosis. Giessce. 1770.

Boermer. — De hæmorrhoïdibus externis. Halæ. 1770.

Stockhausen. — De hæmorrhodibus. Helsmst. 1770.

Rosenblad. — De laude hæmorroïdum restringendâ. Lund. 1771.

Langguth. — De arteriâ fonte hæmorrhoïdum limpidissimo. Witte. 1773.

Mémoires de l'académie royale de chirurgie. Chute du rectum, t. 5. p. 610. Edit. 1774.

Trans. of a society forthe improvement of medical and chirurgical knowledge. Vol. 1. p. 103.

Encyclopédie méthodique. — Partie chirurgicale, de la chute du fondement, t. 1, p. 150.

Nicolaï. — De fluxu hæmorrhoïdali nimio cum nimiâ diarrhœâ. Jenæ. 1776.

Baumer. — De hæmorrhoïdibus mucosis earum que sympathiâ cum asthmate mucoso. Giess. 1776.

Rosenblad. — De hæmorrhoïdibus provocandis. Lund. 1777.

Barbenius. — De hæmorrhoïdibus vesicæ in genere et specie. Tirnav. 1777.

Claxton. — De hæmorrhoïdibus. Edimb. 1777.

Rampsperger. — De hæmorrhoïdibus. Frib. 1778.

Rusch. — De aloeticorum abusu in hæmorrhoidibus. Marb. 1781.

De Overkamp. — Fallax hæmorrhoïdum utilitas. Heidelb. 1781.

Heinsius. — De hæmorrhoïdibus. Argent. 1781.

Reitter. — De Hæmorrhoïdibus. Vienne. 1782.

Seligmann. — De hæmorrhoïdibus albis in universum. Goett. 1782.

Welper. — De hæmorrhoïdibus vesicæ. Jenæ. 1783.

Rochette. — De hæmorrhoïdibus. Monspel. 1783.

Heilbronn. — De hæmorrhoïdibus. Lugd. Bat. 1784.

Voit. — De hæmorrhoïdum præcipuis Causis. Giess. 1784.

Baumer. — De hæmorrhoïdibus symptomaticis. Gies. 1788.

— De hæmorrhoïdibus arteriosis. Giess. 1788.

De Oberkamp. — Ætiologia hæmorrhoïdum. Heidelb. 1789.

Beels. — De hæmorrhoïdibus. 1790. Lugd. Bat.

Jaenicke. — De hæmorrhoïdibus. 1790. Gott.

Werle. — De fluxu hæmorrhoïdali. Duisburg. 1791.

Gooch. — Chirurgical Works, vol. 2, p, 150. édit. 1792.

Bitzius. — De hæmorrhoïdibus. Gott. 1793.

Zuccarini. — De hæmorrhoïdum cum fluxu catameniali non comparandâ salubritate. Heidelb. 1793.

Hurnberger. — De hæmorrhoïdibus earumque causis et curatione. Witeb. 1794.

Trnka de Krsowitz. — Historia hæmorrhoïdum, omnis ævi observata medica continens, t. 1, 2, 3. Vind. 1794, 1795.

Wegschneider. — De hæmorrhoïdibus. Helmst. 1795.

Mysing. — De hæmorrhoïdibus mucosis vesicæ urinariæ ab infantibus ortis. Jenæ. 1795.

Orthmann. — De alvi obstructione hæmorrhoïdali casu illustrata. Jenæ. 1796.

Oppenheim. — De hæmorrhoïdibus. Gott. 1798.

— Tentamen de hæmorrhoïdibus. Gott. 1799.

Heinrich. — De hæmorrhoïdum symptomatibus et causis. Francf. 1799.

Titius. — De hæmorrhoïdum divisione atque curâ. Wittenb. 1799.

Knebell. — De hæmorrhoïdibus. Marburg. 1799 à 1800.

Récamier. — Essai sur les hémorrhoïdes. 1800. Paris.

Brandenburg. — Momenta quædam graviora circà hæmorrhoïdes sanguineas et mucosas sic dictas. Gott. 1800.

Callisen. — Systema chirurgicæ hodiernæ, t. 11, p. 105 et 521. edit. 1800.

Petit. — OEuvres posthumes, t. 11.

Weyer. — De hæmorrhoïdibus. Wurceb. 1802.

Heilmann et Weyer. — De hæmorrhoïdibus. Wirceb. 1802.

Schœffer. — Dissertation sur les tumeurs hémorrhoïdales. Strasbourg, 1802.

Baillie. — Series of engravings, fasc. IV., tabl. 5.

Richter. — Anfangsg, der Wundarzn, b. VI, p. 403. Edit. 1802.

— Von der blinden gulden ader in anfangsgr. der Wundarzn, b. VI, p. 395, édit. 1802.

Bibkholz. — Naturæ morbi hæmorrhoïdalis propriè sic dicti imago. Lips. 1803.

Hildebrandt. — (Fréd.) Des hémorrhoïdes fermées. Brochure in-8, trad. par T. C. H. Marc. Paris, 1804.

Abernethy. — On hemorrhoïdal diseases, dans ses Surgical-Works, vol. II, p. 231.

Latta. — System. of. surgery, vol. II. Ware, on the treatment of hemorrhoids.

Zoelner. — De hæmorrhoïdibus. Wittenb. 1807.

Dumay. — Sur les hémorroïdes, Paris 1807.

Sir J. Earle. — Observat. on hemorroidal excrescences, 2e édit. in-8. London. 1807.

Leveillé. — Nouvelle doctrine chirurgicale, t. III, p. 164.

Lordat. — Des Hémorragies. Paris, 1808.

Dupuch-Lapointe. — Propositions sur le flux hémorroïdal. Paris. 1808.

Lassus. — Pathologie chirurgicale, hémorroïdes, t. I, p. 331,

Chute ou renversement du rectum, t. II, p. 131, édit 1809.

W. Hey. Pract. obs. in surgery, p. 438, etc. 2e édit. in-8. 1818.

Larroque (J. B.). Sur les hémorroïdes. Paris. 1810.

Bibl. — Fur die chir., band III, p. 756. Gott. 1811.

Shreger. — Chirurgische darms, in-8°. Nürnberg. 1811.

Roussel (A.). — Sur le flux hémorroïdal. Paris, 1812.

Richerand. — Nosographie chirurgicale. Chute du rectum, t. III, p. 429. Lésions vitales des artères capillaires, t. IV, p. 120, 3e édit. 1812.

Pinel. — Nosographie philosophique. Flux hémorroïdal, t. II, p. 625. Tumeurs et affections hémorroïdales, t. III, p. 462, 5e édit. 1813.

Levedan. — Sur les hémorroïdes. Paris, 1814.

T. Copeland. — Obs. on the principal diseases of the rectum and anus, in-8°. Lond. 1814.

Quandalle. — Sur les hémorroïdes. Paris, 1815.

John Kirby. — Obs. on the treatment of certain severe forms of hemorrhoidal excrescence, in-8°. Lond. 1817.

Gauquelin Despaillières. — Sur les hémorroïdes. Paris, 1817.

Dictionnaire des Sciences médicales. Iléus., t. XXIII, p. 541. édit. 1818.

Sabatier. — Médecine opératoire. Chute du fondement, t. III, p. 681. Des varices, t. . 228, édit. 1824.

Boyer. — Pathologie chirurgicale. Chute ou renversement du rectum, t. x, p. 84. Hémorroïdes, t. x, p. 46, édit. 1825.

Samuel Cooper. — Dictionnaire de chirurgie pratique, t. I et II, édit. 1826.

Jobert. — Traité des maladies chirurgicales du canal intestinal, t. I, p. 121 et 281, édit. 1829.

Lemaire. — Sur les hémorroïdes. Paris, 1829.

De Montègre (A. J.). — Des hémorroïdes, 2e édit. 1830. Paris.

Saucerotte. — Des hémorroïdes. 1830.

Dupuytren. — Leçons orales. Chute du rectum, t. I, p. 157. Excisioin des bourrelets hémorroïdaux, t. I, p. 339. Paris. 1832.

Velpeau. — Médecine opératoire, 1832.

Roche et Sanson. — Nouveaux élémens de pathologie médico-chirurgicale. Renversement, invagination du rectum, t. IV, p. 446, 454. Hémorroïdes, t. V, p. 14. Paris. 1833.

Dictionnaire de médecine et de chirurgie pratiques, t. IX, p. 446. Paris, 1833.

Lepelletier de la Sarthe. — Des hémorroïdes et de la chute du rectum. Paris. 1834.

—

TABLE DES MATIÈRES.

FIN.

www.ingramcontent.com/pod-product-compliance
Ingram Content Group UK Ltd.
Pitfield, Milton Keynes, MK11 3LW, UK
UKHW021049200726
13857UKWH00003B/864